Mon stage infirmier en CANCÉROLOGIE HÉMATOLOGIE

Collection « Mes notes de stage IFSI »

Dirigée par Laurent Sabbah et Claire Delage

Mon stage infirmier en **Urologie-Néphrologie,** par M. Rouprêt, août 2022

Mon stage infirmier en **Cancérologie-Hématologie,** par J. Alexandre, août 2022

Mon stage infirmier en **Hépato-Gastro-Entérologie,** par A. Balian, août 2022

Mon stage infirmier en **Urgences-Réanimation,** par A. Chaïb, août 2022

Mon stage infirmier en **Gériatrie,** par E. Baudouin, août 2022

Mon stage infirmier en **Neurologie,** par K. Kinugawa-Bourron, E. Flamand-Roze, août 2022

Mon stage infirmier en **Gynécologie-Obstétrique,** par S. Salama, août 2022

Mon stage infirmier en **Psychiatrie,** par I. Lim-Sabbah, août 2022

Mon stage infirmier en **Rhumatologie-Traumatologie-Orthopédie,** par M.-A. Rousseau, août 2022

Mon stage infirmier en **Cardiologie,** par L. Sabbah, août 2022

Mon stage infirmier en **Pédiatrie-Pédopsychiatrie,** par M. Schiff, I. Lim-Sabbah, août 2022

Mon stage infirmier en **Maladies infectieuses,** par S. Pons, août 2022

Mon stage infirmier en **Endocrinologie-Diabétologie,** par C. Saïe, août 2022

Mon stage infirmier en **Dermatologie,** par A. Soria août 2022

Mon stage infirmier en **Pneumologie,** par Q. Philippot, août 2022

Mon stage infirmier en CANCÉROLOGIE HÉMATOLOGIE

Jérôme Alexandre

Professeur des universités – praticien hospitalier
Service de cancérologie
AP-HP Centre – Université de Paris Cité
Hôpital Cochin – Port-Royal

MES NOTES DE STAGE IFSI

Collection sous la direction de Laurent Sabbah, Cardiologue, Hôpital Necker, et Claire Delage, Cadre de Santé, Hôpital Necker

Avec la collaboration de Camille Dufournaud, IDE, Institut Montsouris (pour les cartes mentales) et Mary-Annick de Biasi, Cadre formateur, IFSI Saint-Joseph (pour la partie 1)

Elsevier Masson

ELSEVIER

Elsevier Masson SAS, 65, rue Camille-Desmoulins, 92442 Issy-les-Moulineaux cedex, France

Mon stage infirmier en Cancérologie-Hématologie, par Jérôme Alexandre.

ISBN : 978-2-294-77482-9

e-ISBN : 978-2-294-77666-3

Table des matières

1 CONNAÎTRE VOTRE LIEU DE STAGE

2 COMPÉTENCES INFIRMIÈRES

3 PRÉREQUIS

4 PATHOLOGIES

Table des matières

Table des matières

5 EXAMENS COMPLÉMENTAIRES

6 MÉDICAMENTS

Table des matières

Abréviations

ABDOPELV	Abdomino-pelvien
ADÉNOK.	Adénocarcinome
ADH	Antidiuretic hormone
AEG	Altération de l'état général
AFET	Association française d'entérostoma-thérapeutes
AFP	α-fœtoprotéine
ALIM	Alimentation
ATCD	Antécédent
CARD.	Cardiaque
CCI	Chambre à cathéter implantable
CH	Centres hospitaliers
CHC	Carcinome hépatocellulaire
CHIMIO	Chimiothérapie
CHU	Centre hospitalier universitaire
CHR	Centre hospitalier régional
CIRC.	Circulation
CLCC	Centres de lutte contre le cancer
CNPC	Carcinomes non à petites cellules
COMPLI.	Complication
CPC	Carcinomes à petites cellules
CRP	C-reactive protein
DIAB	Diabétique
DIAG.	Diagnostic
DIG.	Digestif
ÉCHO	Échographie
ÉCHO-ENDO.	Échographie-endoscopie
EGF	Epidermal growth factor
ELI	Espaces Ligue info
EP	Embolie pulmonaire
EPO	Érythropoïétine
ERI	Espaces de rencontres et d'information
ESPIC	Établissements de santé privés d'intérêt collectif
FACT	Facteur
FAM.	Familial
FAV.	Favorisé

Abréviations

GYNÉCO	Gynécologie
HCG	Gonadotrophine chorionique humaine
HISTO	Histologique
HPV	Human papillomavirus
IDE	Infirmier/ère diplômé(e) d'État
IDEC	Infirmier/ère de coordination en cancérologie
INCA	Institut national du cancer
INTOX.	Intoxication
IRM	Imagerie par résonance magnétique
IV	Intraveineuse
KIC/KAC	Kiosque d'accueil et d'information sur le cancer
MANIF.	Manifestation
MEOPA	Mélange équimolaire oxygène-protoxyde d'azote
MÉTA	Métastase
MI	Membres inférieurs
NEURO	Neurologie
NFS	Numération de formule sanguine
OMS	Organisation mondiale de la santé
ORL	Otorhinolaryngologie
PA	Pression artérielle
PCA	Patient-controlled analgesia
POSTOP	Postopératoire
PPS	Programme personnalisé de soins
RCP	Réunion de concertation pluridisciplinaire
RTUV	Résection transurétrale de tumeur vésicale
SCAN	Scanner
SD	Syndrome
SUB.	Substance
SPÉ.	Spécifique
SYMPA	Sympathique
SYMPT.	Symptôme
T.	Tumeur
TEP	Tomographie par émissions de positons
THO	Thoracique

TTT	Traitement
UCOG	Unité de coordination en oncogériatrie
VADS	Voies aéro-digestives supérieures
VOL.	Volume
VSX	Vaisseaux
±	Plus ou moins
X	Fois

PARTIE

1

Connaître votre lieu de stage

Introduction

Le stage en cancérologie offre des opportunités multiples d'approfondir ses connaissances et de développer des compétences techniques, relationnelles, éducatives, organisationnelles dans le champ des soins infirmiers. Il s'agira pour vous :

- d'observer et d'identifier les symptômes et les réactions du patient liés à la maladie cancéreuse, aux complications du traitement, mais également liés à sa personnalité ;
- de maîtriser des techniques et protocoles particuliers ;
- de développer vos compétences relationnelles en vous appuyant sur vos connaissances en sciences humaines ;
- d'orienter vos actions autour de la prise en charge coordonnée pluridisciplinaire d'un groupe de patients ;
- d'approfondir votre réflexion éthique et d'améliorer votre posture professionnelle.

Les informations que vous trouverez dans ce chapitre évoquent les situations les plus fréquentes en hospitalisation et sont en lien avec le référentiel d'activités ou le référentiel de compétences de l'IDE (annexes I et II de l'arrêté du 31 juillet 2009 relatif au diplôme d'État d'infirmier).

L'organisation de l'offre de soins en cancérologie

En 2017, 1,2 million de personnes atteintes de cancer ont été hospitalisées dans les établissements de court séjour (en excluant l'activité de radiothérapie dans le secteur privé libéral), soit une augmentation de 10 % par rapport à 2012. Près de la moitié de ces patients sont traités pour des cancers digestifs, du sein ou cutanés. La part de la cancérologie dans l'ensemble de l'activité hospitalière de court séjour représentait en 2017 un quart de l'activité globale (source : www.e-cancer.fr). Les stages en cancérologie correspondent au type « soins de courte durée » prévu par le référentiel de formation.

Une activité réglementée, organisée en réseaux

De nombreux établissements de santé, de statuts différents, participent à la prise en charge de patients atteints de cancers : les hôpitaux publics (centres hospitaliers régionaux et centre hospitalo-universitaires [CHU], centres hospitaliers [CH] de taille plus petite); les établissements de santé privés d'intérêt collectif (ESPIC), dont les centres de lutte contre le cancer (CLCC); les établissements de santé à but lucratif (les cliniques privées). Parmi les établissements spécialisés, la fédération UNICANCER est l'organisation patronale hospitalière qui réunit les 18 CLCC, établissements à but non lucratif assurant les missions de soins, de recherche et de formation. Dix pour cent environ des patients atteints de cancers sont traités dans un CLCC.

Depuis 2009, les établissements de santé doivent obtenir une autorisation spécifique pour traiter les patients atteints de cancer : en chimiothérapie, en chirurgie des cancers ou en radiothérapie. Les services de chirurgie, par exemple, répondent à des critères spécifiques d'agrément et des seuils d'activité minimale sont fixés pour la chirurgie du cancer du sein, des cancers digestifs, urologiques, thoraciques, gynécologiques, ORL. En 2017, 877 établissements de soins avaient obtenu une autorisation pour le traitement du cancer (source : Institut national du cancer [INCa], 2019).

Sous l'impulsion des plans cancer, de l'INCa et des plans régionaux de santé, la structuration de l'offre de soins en cancérologie cherche à développer la coordination en réseaux afin d'optimiser la qualité et la sécurité des prises en charge. Des autorisations spécifiques sont nécessaires pour certaines spécificités :

- 47 établissements sont identifiés comme centres spécialisés en cancérologie pédiatrique pour la prise en charge des enfants et adolescents ;
- 24 réseaux nationaux de centres experts cliniques se sont mis en place pour la prise en charge des personnes atteintes de cancers rares ;
- 28 unités de coordination en oncogériatrie (UCOG), créées depuis 2007, existent sur le territoire national. L'oncogériatrie est une discipline médicale émergente avec près d'un tiers des cancers survenant après 75 ans. Ces unités ont pour principale mission de mieux adapter les traitements des patients âgés par des décisions conjointes oncologues-gériatres.

Vous trouverez sur le site Internet de l'INCa une carte interactive de l'offre de soins en cancérologie qui vous permettra d'identifier les établissements ayant obtenu l'autorisation de prise en charge de patients atteints de cancers, les différents réseaux et les centres spécialisés. www.e-cancer.fr/Professionnels-de-sante/L-organisation-de-l-offre-de-soins/Traitements-du-cancer-les-etablissements-autorises/Carte-interactive-de-l-offre-de-soins-en-cancerologie.

Une prise en charge pluriprofessionnelle

Les “Plans cancer” successifs ont impulsé de façon très volontariste l'organisation des soins autour du patient avec le développement de la coordination de tous les acteurs pour une prise en charge globale et personnalisée.

» Les réunions de concertation pluridisciplinaire (RCP)

La prise en charge pluridisciplinaire est prépondérante en cancérologie et des réunions de concertation pluridisciplinaire sont régulières entre professionnels de santé. Au cours de ces réunions, la situation clinique du patient est présentée, les traitements possibles en fonction des dernières études scientifiques sont discutés avec l'analyse des bénéfices et des risques encourus, ainsi que l'évaluation de la qualité de vie qui va en résulter. Les réunions de concertation pluridisciplinaire sont le plus souvent organisées pour les principales localisations de cancer par spécialités médicales et rassemblent au minimum trois spécialistes différents parmi l'oncologue, l'anatomopathologiste, le radiothérapeute, le chirurgien, le gériatre, le pédiatre selon l'établissement et le réseau auquel il appartient. D'autres professionnels de santé peuvent y participer : psychologue, diététicienne, assistante sociale, cadre de santé ou IDE de coordination. Le médecin informe ensuite le patient et lui explique son programme personnalisé de soins (PPS) qui représente le parcours thérapeutique prévisionnel.

Pendant votre stage, vous pouvez demander à assister à une RCP lorsque le dossier des patients que vous prenez en charge est exposé : l'observation des présentations cliniques et des échanges entre les différents professionnels lors de ces réunions vous permettra de progresser dans l'acquisition du vocabulaire médical, de mieux comprendre l'objectif de leur programme thérapeutique ainsi que le travail de collaboration pluriprofessionnelle centrée sur la qualité de vie du patient.

» L'équipe pluriprofessionnelle et les soins de support

La pathologie cancéreuse affecte toutes les dimensions chez la personne malade : physique, psychologique, sociale et spirituelle. Les soins de support, au sens anglo-saxon de « soutien », ont pour objectifs de diminuer les conséquences de la maladie ou des traitements. Ils « correspondent à une coordination qui doit mobiliser des compétences et organiser leur mise à disposition pour le patient et ses proches » (circulaire N° DHOS/SDO/2005/101 du 22 février 2005 relative à l'organisation des soins en cancérologie). Ils peuvent être proposés dès l'annonce de la maladie, pendant un traitement ou dans les suites de la maladie. Différents professionnels collaborent à la prise en charge de la personne malade et de son entourage.

Pendant votre stage, vous serez amené à conseiller le patient au sujet des soins de support et à collaborer avec ces différents professionnels : recueil des informations concernant les prises en charge, transmissions des éléments pertinents recueillis durant les soins, échanges pour mieux comprendre leurs objectifs de soin (activité 6, compétence 9). Vous pourrez observer leurs pratiques professionnelles et techniques d'entretien. Le stage en cancérologie vous permettra d'identifier l'importance du travail en équipe et de la collaboration interdisciplinaire pour l'amélioration de la qualité des soins.

Le service social

Les conséquences sociales du cancer en matière de baisse de revenus, de perte d'emploi ou de désinsertion sont fréquentes. Le recours à l'assistante sociale peut aider à maintenir la situation financière du groupe familial. En fonction des situations et des besoins de chacun, l'assistante sociale informe, oriente, conseille, sur les questions juridiques, les démarches administratives, les aides financières, les structures d'hébergement ou les dispositifs de retour à l'emploi.

L'oncopsychologue

L'annonce de la maladie, les perturbations physiques, les effets secondaires des traitements ont un retentissement sur le psychisme et génèrent parfois une forte souffrance psychologique. La personne malade peut modifier ses comportements, ses attitudes entraînant l'incompréhension des proches. La personne éprouve souvent une anxiété mais aussi un sentiment de solitude. La prise en charge psychologique assurée par un professionnel formé à l'écoute et à la compréhension des fonctionnements psychiques va permettre l'expression des souffrances et des angoisses et sera une aide pour retrouver un équilibre relationnel. Le psychologue propose parfois des séances de relaxation ou de sophrologie. Les proches ou les enfants de la personne malade peuvent également bénéficier de cette prise en charge.

La diététicienne

La pathologie et les traitements peuvent entraîner des troubles de l'appétit, du goût, des nausées, des douleurs, une impossibilité physique à avaler ou à digérer. Ces signes peuvent aboutir à une modification du rapport à la nourriture et à un risque de dénutrition. La dénutrition augmente la survenue de complications, peut allonger la durée des hospitalisations ou mettre en péril la poursuite du programme thérapeutique. La diététicienne va aider les patients à adapter les repas à leurs besoins en tenant compte des difficultés physiques et psychologiques afin d'optimiser la prise alimentaire et éviter un risque de dénutrition.

L'équipe de prise en charge de la douleur

Les origines de la douleur sont nombreuses : tumeur, métastases, traitement, examens. La perception des douleurs varie d'un individu à l'autre; le ressenti est subjectif et dépend de nombreux facteurs (culture, seuil de douleur, histoire de vie, etc.). Les douleurs, même peu importantes, ne doivent pas être minimisées car elles peuvent avoir un retentissement sur la qualité de vie et les interactions sociales. Les traitements actuels, thérapeutiques et techniques non médicamenteux, peuvent soulager efficacement les douleurs. Seules 5 à 10 % des consultations pour des douleurs concernent des patients atteints de pathologie cancéreuse. Cependant, la collaboration avec l'équipe spécialisée « douleur » est parfois nécessaire pour rechercher les meilleurs moyens de soulager le patient. Assez souvent, l'équipe mobile en charge de la douleur s'occupe des soins palliatifs. Dans tous les cas où le pronostic est mauvais, l'intervention précoce d'une équipe de soins palliatifs est souhaitable sans attendre une dégradation de l'état de santé.

Le kinésithérapeute

Le kinésithérapeute prend en charge, sur prescription médicale, les troubles moteurs, respiratoires, neurologiques ou vasculaires. Le massage réduit les douleurs et les contractures. La pratique d'une activité physique adaptée permet de retrouver des capacités à l'effort, de réapprendre à utiliser son corps et a également démontré ses bienfaits dans la réduction des récidives pour certains cancers.

La socio-esthéticienne

Les soins esthétiques s'adressent aussi bien aux hommes qu'aux femmes. L'esthéticienne peut donner des conseils sur l'hydratation de la peau, le maquillage ou le soin des ongles. Mais plus que des soins esthétiques, les sensations agréables générées par le toucher lors des soins du visage et du corps aident à rétablir une meilleure image de soi.

Selon les établissements, d'autres intervenants peuvent participer à l'amélioration de la qualité de vie du patient par des techniques spécifiques comme l'hypnoanalgésie, la relaxation, la sophrologie.

» Les associations de bénévoles et les associations de malades

Le monde associatif est très présent et actif dans le domaine de la cancérologie. Les associations de soutien des patients et de leurs familles proposent des activités, apportent des informations et une aide tant sur le plan psychologique que financier. Vous trouverez la liste des associations partenaires de Cancer info sur le site www.e-cancer.fr (www.e-cancer.fr/Patients-et-proches/Ressources-utiles/Carte-des-associations).

De nombreuses associations sont présentes au sein des établissements de soins : recherchez les informations les concernant par voie d'affichage ou par les plaquettes mises à disposition dans les unités. Ces associations peuvent être une ressource pour optimiser votre stage. Vous pourrez rencontrer des membres d'association de malades lors des permanences assurées dans certains établissements.

Un accès à l'information facilité

» L'Institut national du cancer

L'INCa, agence sanitaire et scientifique chargée de coordonner les actions de lutte contre le cancer, s'est engagé dans une démarche de démocratie sanitaire associant les usagers et les professionnels à ses différents travaux. De nombreuses fiches d'information pour les patients ou pour les professionnels sont disponibles sur le site www.e-cancer.fr. Ces informations peuvent vous aider pendant votre stage pour approfondir vos connaissances et mieux conseiller les patients. Vous trouverez des renseignements sur différents cancers, les traitements, le registre des essais en cours, des conseils de prises en charge par thématique, les droits des patients ou de leur entourage, les adresses de boutiques de perruques ayant signé la charte de qualité, le numéro de téléphone de Cancer info, etc.

» Les espaces Cancer info

Ce sont des lieux d'accompagnement et d'information pour les patients et leurs proches. Ils sont installés depuis 2009 dans des centres ou services de radiothérapie publics ou privés dans toute la France. Des personnes sur place peuvent vous aider à la compréhension des situations des personnes atteintes de cancer et disposent de guides sur les cancers et leur traitement. Durant votre stage, n'hésitez pas à aller à leur rencontre.

D'autres lieux d'information existent comme les kiosques d'information sur le cancer (KIC ou KAC) situés plutôt dans les centres-villes, les espaces de rencontres et d'information (ERI) ouverts dans les CLCC ou les hôpitaux, les espaces Ligue info (ELI) animés par les bénévoles de la Ligue nationale contre le cancer.

Le parcours de soins du patient en cancérologie

L'objectif d'un traitement ou d'un programme thérapeutique alternant différents traitements varie selon le type de cancer, son stade d'évolution, l'état clinique de la personne. Le programme personnalisé de soins peut donc avoir des buts différents selon les situations : guérir du cancer, réduire les récidives, augmenter la durée de vie, améliorer la qualité de vie. Le patient sera hospitalisé dans l'unité correspondant à la phase de son traitement. L'IDE, centré(e) sur la personne et ses réactions, assure une prise en charge holistique pour un « prendre soin » de qualité. Grâce aux différentes activités que vous rencontrerez dans vos prises en charge, vous progresserez dans l'acquisition des dix compétences infirmières.

La chirurgie

La chirurgie peut être à visée diagnostique, thérapeutique, préventive, réparatrice ou palliative. En traitement unique, la chirurgie s'adresse aux formes localisées de cancers, découverts à un stade précoce. La chirurgie carcinologique curatrice obéit à certains principes comme l'exérèse monobloc de la tumeur, la marge de sécurité en zone saine. Elle est souvent associée à d'autres modalités thérapeutiques : chimiothérapie ou radiothérapie néo-adjuvantes ou adjuvantes.

Au cours de votre stage et pour mieux comprendre les prises en soin :

- vos recueils de données (compétence 1) doivent vous permettre de situer l'acte chirurgical dans le parcours de soins du patient : à quelle phase de la maladie est-il ? A-t-il reçu de la chimiothérapie ou de la radiothérapie néo-adjuvante ? Le diagnostic lui a-t-il été annoncé ? Quelles en sont les répercussions psychologiques ?

Qu'a-t-il compris sur la suite envisagée dans son programme thérapeutique ?

- vos recherches (compétence 8) seront ciblées sur les cancers opérés dans le service. Vous pourrez vous aider des fiches sur la chirurgie carcinologique par cancer proposées par l'INCa pour identifier la place de la chirurgie dans le traitement des cancers.

Beaucoup de patients présentent un état de dénutrition induit par le cancer et nécessitent une surveillance accrue sur le plan de l'alimentation afin de réduire les complications de cicatrisation. Vous pouvez administrer des alimentations artificielles entérales ou parentérales, en chirurgie ORL notamment.

Les prises en charge préopératoires et postopératoires associent d'une part la qualité de la relation soignant-soigné prenant en compte la vulnérabilité psychologique de ces patients et d'autre part la qualité et la sécurité des soins afin de réduire le risque infectieux. Comme pour tout acte chirurgical, le rôle de l'IDE dans la surveillance et le dépistage des complications postopératoires est primordial. La prise en compte de la douleur générée par les soins est également un élément prépondérant dans la prise en charge du patient : vous serez amené à utiliser des seringues autopulsées type PCA (*patient-controlled analgesia*) ou à surveiller des patients porteurs de pompe implantable de traitement analgésique ou de cathéter nerveux périphériques.

La chirurgie carcinologique est souvent un acte mutilant avec parfois des suites opératoires difficiles et des répercussions psychologiques importantes pour le patient. Lors des prises en soins, vous pouvez être confronté à des techniques de pansements complexes comme le traitement des plaies par pression négative, l'utilisation de mélange équimolaire oxygène-protoxyde d'azote (MEOPA), des pansements de mastectomie élargie, surveillance de lambeaux ou de greffe (chirurgie reconstructrice), trachéotomie, etc.

Les principales situations d'urgence que vous pouvez rencontrer sont identiques à celles survenant dans tout service de chirurgie : hémorragie postopératoire, troubles respiratoires, problème thromboembolique (embolie, phlébite), hyperthermie, douleur ne cédant pas aux antalgiques, trouble du transit, confusion.

L'oncologie médicale

» L'organisation des unités

Les unités médicales accueillant des patients atteints de cancer proposent trois types d'hospitalisation : l'unité ambulatoire, l'hôpital de semaine et l'unité d'hospitalisation complète.

L'unité ambulatoire

Aussi dénommées hôpital de jour ou unité d'hospitalisation à temps partiel, ces unités fermées la nuit et le week-end accueillent principalement les patients pour leur traitement de chimiothérapie ou d'immunothérapie. Il s'agit de patients cliniquement stables, dont le traitement dure au maximum quelques heures et ne comporte pas d'hydratation prolongée. Parfois, le patient vient plusieurs jours d'affilée pour le renouvellement du dispositif d'administration d'une chimiothérapie sur pompe de perfusion continue et reste très peu de temps dans l'unité. Voir ci-dessous « La chimiothérapie » pour plus d'informations.

Ces malades peuvent être suivis sur plusieurs mois dans l'unité. Selon l'organisation des établissements de santé, certains patients sont également accueillis en vue de l'administration d'une transfusion ou pour la réalisation d'examens.

L'organisation architecturale de certaines de ces unités peut être déstabilisante en début de stage car les patients sont parfois installés sur des fauteuils dans une grande salle, ce qui oblige à réfléchir aux notions de confidentialité et de personnalisation de la relation de soins. D'autre part, le flux important de personnes prises en charge chaque jour, avec un volume conséquent d'informations à retenir, génère parfois des difficultés d'adaptation à ce type de structure et dans l'organisation de ses soins.

La brièveté de la prise en charge sur quelques heures amène à développer ses capacités relationnelles lors de l'entretien d'accueil pour rechercher les informations pertinentes nécessaires à la prise en charge, ses capacités d'analyse clinique et de prise de décision, ses capacités d'organisation et de dextérité dans les soins. Le stage long, de dix semaines, permet de prendre en charge sur plusieurs semaines des patients qui reviennent régulièrement dans l'unité et qui ont une bonne connaissance de leur maladie et du fonctionnement de la structure.

Vous constaterez que certaines unités ont instauré un dispositif d'appels téléphoniques au domicile du patient pour assurer un suivi de la prise en charge après la sortie.

L'hôpital de semaine

Dans ce type de structure fermée le week-end, les patients sont le plus souvent hospitalisés pour la réalisation d'examens complémentaires en phase de recherche du diagnostic ou de bilan intercure, ou pour des chimiothérapies sur des protocoles de 2 à 5 jours.

L'unité d'hospitalisation complète

L'hospitalisation conventionnelle accueille les personnes dont les modalités thérapeutiques ou l'état de santé ne permettent pas l'hospitalisation dans les autres unités : prise en charge des complications liées au cancer, soins de fin de vie, aplasie fébrile ou non, complications liées aux traitements.

» Les situations cliniques

La phase diagnostique et d'annonce

Identifier l'intérêt des examens prescrits

Un ensemble de signes peuvent faire évoquer une pathologie cancéreuse, mais le diagnostic de cancer repose sur l'examen anatomopathologique, réalisé à partir d'un fragment de tissu. D'autres explorations sont réalisées en cas de suspicion de cancer. Ces examens complémentaires ont plusieurs objectifs :

- affirmer le diagnostic : selon l'organe atteint, les biopsies seront réalisées au décours de différents examens : fibroscopie bronchique, médiastinoscopie, endoscopie digestive, ponction-biopsie hépatique, rénale ou ganglionnaire ; biopsie transrectale pour le cancer de la prostate, biopsie du sein, etc. ;
- déterminer le stade et les facteurs pronostiques par le bilan d'extension : TEP-scan, scanner thoracique, abdominal, pelvien, IRM, échographie hépatique, scintigraphie osseuse, etc. ;
- évaluer l'état de santé par le bilan préthérapeutique : échographie cardiaque, épreuves fonctionnelles respiratoires, écho-Doppler artériel, etc.

Optimiser vos prises en soin durant la phase diagnostique

Afin d'informer le patient et d'en assurer la surveillance, vous devrez approfondir vos connaissances sur les différents examens pratiqués dans l'unité : intérêt, déroulement, préparation du patient et de son dossier, surveillance au retour de l'examen. La prise en charge des personnes hospitalisées durant cette phase diagnostique requiert d'une part des capacités d'organisation et de coordination et d'autre part des compétences relationnelles. Pour limiter la durée d'hospitalisation, les rendez-vous pour les examens sont planifiés avant l'entrée et le programme se doit d'être respecté sauf si l'état du patient ne le permet pas. Réaliser chaque matin la planification des soins pour la journée vous permettra de suivre le parcours de soins des personnes que vous aurez en charge. Vous participerez à l'accompagnement du patient et de son entourage et vous développerez vos capacités relationnelles pour assurer l'information et le soutien psychologique nécessaire durant cette phase de la maladie très anxiogène pour les patients.

Au cours de cette période où un nombre important d'examens est pratiqué, le médecin apporte au patient les informations de façon progressive et les réactions psychologiques des patients sont variées. Il est important, pour éviter un décalage dans la communication, de rechercher auprès des médecins et des IDE, les données actualisées pour mieux reformuler auprès du patient les explications reçues et être moins démuni pour répondre aux questions (activité 3 : « Accompagnement de la personne dans une information progressive »).

La chimiothérapie

Comprendre les modalités de prescription

La chimiothérapie peut être prescrite avant une chirurgie pour réduire la taille de la tumeur et rendre la résection chirurgicale moins mutilante, après une chirurgie afin de diminuer le risque de récidive locale ou à distance; elle peut aussi être associée à une radiothérapie ou prescrite en cas de cancer métastatique. Les médicaments de chimiothérapie sont nombreux et le plus souvent, il s'agit d'association de médicaments. La façon dont les médicaments d'une polychimiothérapie sont administrés (séquençage de l'administration des antimitotiques et médicaments associés, posologie, rythme d'administration, durée de l'intercure, etc.) est établie lors de l'élaboration du protocole. Un cycle correspond à un traitement, que l'on appelle « cure », suivi d'une période de repos. Cette alternance est planifiée et adaptée au patient. La durée d'une chimiothérapie est très variable ; elle peut varier de quelques semaines à deux ans.

Respecter les bonnes pratiques lors de la manipulation des produits

La reconstitution des médicaments cytotoxiques et la préparation des solutés de perfusion répondent à un cadre réglementaire inscrit dans le *Code de la santé publique* et des procédures particulières favorisant les bonnes pratiques en matière d'hygiène, de sécurité du circuit des médicaments et de protection du personnel : c'est notamment la préparation sous hotte à flux laminaire d'air vertical avec une vitre de protection dans une pièce dédiée avec un habillage complet, ou préparation par la pharmacie centrale en unité protégée. Les femmes enceintes sont exclues de cette phase de manipulation. Certains produits requièrent ensuite des modalités de conservation ou d'administration spécifiques. Le traitement est préparé pour un patient bien précis : il est étiqueté nominativement et acheminé sous emballage stérile. Par mesure de protection, vous devez le manipuler avec des gants non stériles sauf protocoles spécifiques et être attentif durant la manipulation. Vous pouvez demander à votre tuteur s'il vous est possible d'assister à une séance de préparation de chimiothérapie en unité centrale protégée pour identifier les mesures réglementaires et mieux comprendre le circuit du médicament pour ces produits spécifiques.

Administrer la chimiothérapie en toute sécurité

L'administration de ces thérapeutiques nécessite précision et rigueur car le non-respect du protocole peut en réduire l'efficacité. Il est donc important de respecter l'ordre d'administration des thérapeutiques et les séquences entre les différentes classes de médicaments (antimitotiques, hydratation, corticoïdes, antihistaminiques, immunothérapie, etc.), ainsi que la durée des perfusions. Une pompe à perfusion permet de réguler le débit pour être plus précis sur les durées de perfusion. Le plus souvent, l'administration se fait sur une voie veineuse centrale (cathéter ou chambre implantable) et le respect des bonnes pratiques en matière d'hygiène et d'asepsie lors de la manipulation des lignes de perfusion est primordial dans la prévention des risques infectieux. Il est nécessaire de s'informer auprès de l'IDE, avant de débuter ce type de soin, sur les conduites à tenir en cas de complication.

Vous devrez également durant votre stage assimiler les savoirs sur les effets secondaires des thérapeutiques que vous manipulez et les moyens de les prévenir afin de mener une démarche éducative de qualité pour mieux informer et conseiller les patients.

Concernant la pose de la chambre implantable, ses modalités d'organisation peuvent varier d'un établissement à l'autre. Vous pouvez demander à assister à la pose d'une chambre implantable : parlez-en dès le début du stage à votre tuteur pour qu'il puisse l'organiser avec les professionnels concernés.

Comprendre l'intérêt des essais cliniques en cancérologie

Un essai thérapeutique est une étude dont l'objectif est d'évaluer un nouveau traitement ou un nouveau protocole ou d'étudier l'ordre dans lequel les traitements seront le plus efficaces. Le but est de démontrer s'il existe un avantage par rapport aux traitements habituellement utilisés (meilleure efficacité, diminution des effets secondaires, amélioration de la qualité de vie). Ainsi les essais thérapeutiques cherchent constamment à améliorer les résultats obtenus.

Vous serez amené durant votre stage en oncologie à participer à l'administration de protocoles d'essais thérapeutiques et à la réalisation de prélèvements, nécessitant le respect de procédures spécifiques. Dans de nombreux établissements, une IDE de recherche clinique est chargé(e) du suivi des protocoles d'essai thérapeutique.

Les soins palliatifs

Les soins palliatifs ne sont pas réservés au patient en fin de vie. Ils peuvent être mis en place chez tous les patients atteints d'un cancer grave ou présentant des symptômes importants. Dans certains cas, le patient peut bénéficier d'une prise en charge en soins palliatifs et d'une chimiothérapie concomitante à visée palliative. Les soins de confort et de bien-être sont prépondérants pour la qualité de vie de la personne soignée. Dans ce type de prise en soins, vous développerez vos capacités d'observation, d'adaptation et d'écoute pour suivre le rythme de la personne et ses réactions afin de mieux répondre à ses besoins.

L'unité de pansement et de prélèvements

Certains établissements ont organisé des unités spécifiques qui ont pour mission d'accueillir les patients pour la réfection d'un pansement complexe ou la réalisation d'examens (bilan préopératoire, préthérapeutique, ponctions et biopsies) ou de suivi dans le cadre des protocoles de recherche clinique. Effectuer quelques jours de stage dans ce type d'unité peut être enrichissant pour compléter vos apprentissages, notamment sur les connaissances en lien avec les actes réalisés et la collaboration avec le médecin, l'organisation des soins, l'instauration d'une relation de confiance dans un délai court de prise en charge.

Les unités d'hospitalisation en vue de radiothérapie

» La radiothérapie externe

La radiothérapie est un traitement locorégional des cancers par des radiations ionisantes qui détruisent les cellules cancéreuses ou stoppent leur développement. Ces rayons induisent des lésions cellulaires qui aboutissent à la mort mitotique des cellules cancéreuses. Elle est réalisée à visée curative ou palliative et plus de 50 % des patients atteints de cancer sont traités à un moment de leur parcours de soins par radiothérapie. La grande majorité des séances est réalisée en ambulatoire ; cependant, une hospitalisation complète est possible pour les personnes ayant une chimiothérapie en simultané, ou si leur état de santé le nécessite, ou lorsque l'établissement est trop éloigné du domicile.

» La curiethérapie

Également appelée radiothérapie interne, radiothérapie à courte distance ou radiothérapie par implant, la curiethérapie comprend l'ensemble des techniques de traitement par des isotopes radioactifs tels que l'iridium 192 et le césium 137 placés à l'intérieur d'un organe, à son contact ou dans la région d'une tumeur après une chirurgie. Elle est utilisée pour les cancers du col et du corps de l'utérus, les cancers ORL, de la prostate, et pour les cancers du sein dans certains établissements. La source de radiation reste en place de façon temporaire ou permanente, en fonction du type d'implant.

En hospitalisation, les soins de curiethérapie mettent en œuvre des protocoles extrêmement réglementés : limitation du temps de soin pour réduire l'exposition du soignant, distance à respecter, contrôle par dosifilm. Les soins d'hygiène et de confort et les soins relationnels sont prépondérants dans ce type de prise en soins. Les mesures de sécurité et les restrictions sur le nombre et la durée des visites peuvent rendre l'hospitalisation difficile pour les patients. Ces unités ont une architecture spécifique avec des chambres bénéficiant de protection au rayonnement. Ces unités sont interdites aux étudiantes enceintes. Cependant, dans la majorité des cas, on utilise une curiethérapie à haut débit en ambulatoire.

L'oncohématologie

Il existe un nombre important d'affections sanguines malignes : en unité d'hématologie vous prendrez en charge des patients atteints de leucémie aiguë ou chronique, lymphome hodgkinien ou non hodgkinien, myélome.

Comme en cancérologie des tumeurs solides, la phase diagnostique comporte trois étapes : déterminer le type d'hémopathie par l'examen anatomopathologique, réaliser le bilan d'extension, ainsi que le bilan préthérapeutique. Les patients hospitalisés en hématologie peuvent être hospitalisés dans différents secteurs du service : hôpital de jour, hospitalisation traditionnelle, secteur protégé.

Les patients sont en moyenne plus jeunes qu'en oncologie médicale et l'hospitalisation va souvent se faire en urgence. Le programme thérapeutique suit un protocole élaboré en fonction de la classification cytogénétique. Selon le schéma thérapeutique, le patient peut recevoir une irradiation corporelle totale dans son parcours de soins. Pour la leucémie aiguë, le traitement comprend plusieurs étapes : chimiothérapie d'induction à haute dose qui a pour objectif d'obtenir la rémission complète, chimiothérapie de consolidation, allogreffe ou autogreffe. Selon la gravité de la maladie et la réponse aux traitements, la durée de prise en charge va s'échelonner de quelques semaines à plusieurs mois.

» Les principales activités

Dans le domaine technique, les principales activités de l'IDE sont les prises de sang en périphérique ou sur cathéter, transfusions de produits sanguins labiles (culot globulaire, plaquettes et plasma), injections d'immunoglobuline, chimiothérapie à haute dose, gestion de cathéters centraux (*Picc-line*, chambre implantable), allogreffe ou autogreffe, assistance au médecin pour des biopsies ou ponctions médullaires.

Les principaux risques que vous aurez à surveiller sont le risque infectieux et le risque hémorragique. L'aplasie fébrile est une situation d'urgence pour laquelle le médecin doit être immédiatement alerté car la situation peut évoluer rapidement vers le choc septique. Du fait des perturbations des lignées sanguines, les hémorragies représentent également un risque vital pour les patients.

La dimension relationnelle représente une part importante dans la réalisation de ces différentes activités. Le patient peut se sentir submergé par la masse d'informations qu'il reçoit et les différents examens qui s'enchaînent. Vous participerez à l'évaluation du cheminement du patient dans l'acceptation de sa maladie, et les répercussions de l'hospitalisation sur la dynamique familiale.

» Le secteur protégé

Pour les leucémies, les traitements entraînent une aplasie profonde nécessitant de placer le patient en unité protégée. La durée d'hospitalisation en secteur protégé est de 4 à 6 semaines et les conditions d'hospitalisation peuvent être difficiles à accepter par les patients. Les principales contraintes sont la restriction des visites, l'alimentation stérile, l'accès à ses objets personnels limité et réglementé. Vous devrez être capable d'expliquer les différentes mesures et leur intérêt. Pour les leucémies aiguës, le délai entre l'hospitalisation, le diagnostic, le début de la chimiothérapie est très court. Le plus souvent, le patient n'a pas le temps de réaliser ce qui se passe. Il se retrouve isolé, dans un milieu inconnu et réalise progressivement qu'il risque de mourir. L'accompagnement et le soutien psychologique du patient durant cette phase de son hospitalisation sont souvent difficiles à réaliser pour un novice. Vous ne devez pas douter de vos capacités mais vous appuyer sur l'équipe soignante pour progresser dans ces prises en soins. Dans ce type d'unité, les procédures sont parfois contraignantes pour les professionnels mais il est important de les respecter pour la qualité des soins prodigués à la personne soignée.

L'oncologie pédiatrique

Le stage en oncologie pédiatrique doit être motivé par votre projet professionnel, lequel s'oriente vers la prise en charge d'enfants malades. Les unités de pédiatrie accueillent les enfants de moins de 15 ans, mais peuvent suivre certains patients jusqu'à leurs 18 ans. Dans un même service, les enfants et adolescents peuvent être répartis sur plusieurs unités en fonction de leur âge. Comme nous l'avons vu précédemment, 47 établissements sont identifiés comme centres spécialisés en cancérologie pédiatrique. Ces centres coordonnent le parcours de soins dans le cadre de réseaux de soins. Vous pouvez parfois rencontrer une activité d'oncologie en unité de pédiatrie générale.

Le cancer de l'enfant est une maladie peu fréquente ; on dénombre environ 2 000 nouveaux cas par an chez l'enfant de moins de 15 ans. La moitié des cancers surviennent avant l'âge de 5 ans (source : INCa, 2019). Certains cancers sont spécifiques à l'enfant. Les tumeurs pédiatriques sont marquées par une croissance rapide et une réponse satisfaisante aux traitements auxquels elles sont sensibles. Les principaux cancers de l'enfant sont les leucémies, les lymphomes, les tumeurs cérébrales.

La phase d'annonce est similaire à l'annonce chez l'adulte. Les explications doivent être répétées car les parents passent souvent par une phase de sidération. Dès l'âge de 3 ou 4 ans, l'enfant comprend ce qui arrive et perçoit l'inquiétude de ses parents et la qualité des interactions entre les parents et les soignants. La rupture avec le milieu familial et scolaire peut être source d'angoisse. Le rôle des soignants est de favoriser les conditions permettant d'assurer la sécurité affective de l'enfant et de conserver un mode de vie le plus proche des habitudes de l'enfant. Les éducatrices ou animateurs proposent des activités éducatives ou ludiques car jouer est indispensable à l'équilibre psychique des enfants. Des bénévoles formés interviennent auprès des enfants pour accompagner l'enfant et sa famille durant l'hospitalisation et limiter l'isolement social. La poursuite de la scolarisation est souvent assurée au sein de ces services.

Le partenariat entre les soignants et les parents est important pour le bien-être de l'enfant et vous devrez évaluer les compétences des parents à participer aux soins de leur enfant. Par moments, il sera nécessaire de les encourager à s'occuper de lui, alors qu'à d'autres moments, vous les inviterez à prendre un temps de repos ou un temps pour les autres membres de la famille.

Des fonctions infirmières spécifiques

La consultation infirmière d'annonce

Le dispositif d'annonce est construit autour de quatre étapes de prise en charge par des professionnels : temps médical, temps d'accompagnement soignant, accès aux soins de support, temps d'articulation avec la médecine de ville. La consultation infirmière d'annonce est un temps d'accompagnement, de soutien et d'identification des besoins du patient. La conduite d'un entretien infirmier non directif doit favoriser l'expression du patient sur ses émotions, son ressenti et ses questionnements. L'IDE apporte les informations personnalisées sur les conditions d'hospitalisation, le déroulement des soins, les effets des thérapeutiques et les moyens de prévention, les ressources disponibles pour aider le patient ou son entourage.

L'organisation de ces consultations infirmières d'annonce varie d'un établissement de santé à un autre : elles peuvent s'effectuer dans l'unité de consultation ou être rattachées à l'unité ambulatoire. Les IDE qui assurent ces entretiens infirmiers peuvent effectuer un roulement au sein de l'équipe d'IDE. Dans certains établissements, l'IDE qui assure la consultation d'annonce devient l'IDE référent(e) du patient lorsque l'équipe infirmière se répartit la file active des personnes prises en charge pour en assurer leur suivi.

L'IDE de coordination en cancérologie (IDEC)

Le Plan cancer 2009–2013 avait prévu, en 2010, l'expérimentation d'infirmières de coordination en cancérologie dans 35 établissements de santé. L'évaluation de 2012 a démontré l'apport positif de ce dispositif pour les patients et leur famille et ce type de poste tend à se développer.

L'IDEC met en œuvre un accompagnement personnalisé pour les patients les plus vulnérables pour des raisons psychologiques, sociales ou devant la complexité de certaines prises en charge. Ses activités de coordination ont pour objectifs d'améliorer la qualité de la prise en charge et d'apporter un soutien aux patients tout au long de leur parcours de soins. L'IDE coordinateur/trice peut intervenir pour l'organisation et le suivi à la sortie du patient à son domicile, pour le bon déroulement du programme personnalisé de soins, pour l'articulation des différentes phases de traitement ou encore pour des questions administratives. En hématologie, l'IDE coordonnateur/trice a pour mission d'organiser le parcours de greffe des patients.

L'IDE stomathérapeute

La chirurgie des cancers, colorectale, gynécologique, urologique, entraîne souvent une stomie digestive ou urinaire provisoire ou définitive. L'IDE stomathérapeute :

- accompagne le patient pour l'aider à vivre avec ce fonctionnement intestinal modifié ;
- intervient en préopératoire (sauf en situation d'urgence) et en postopératoire pour permettre au patient de développer les compétences lui permettant de prendre en charge ses soins de stomie et d'améliorer sa qualité de vie ;
- collabore avec l'équipe chirurgicale, les IDE d'hospitalisation, le psychologue pendant l'hospitalisation ;
- assure un suivi en consultation après le retour au domicile.

Outre les soins aux patients, ces IDE ont un rôle d'information et de formation auprès des professionnels de l'établissement. Si vous effectuez un stage en chirurgie des cancers, vous pouvez demander à le/la suivre dans ces activités : cela vous permettra d'acquérir des connaissances sur les différents dispositifs médicaux disponibles, l'éducation et les conseils à prodiguer à un patient porteur de stomie, la conduite d'un entretien à visée éducative ou de relation d'aide. Vous pouvez vous orienter vers le site de l'Association française d'entéro-stoma-thérapeutes (AFET) pour plus d'informations sur la formation (certificat clinique en stomathérapie) et les compétences de ces professionnelles.

L'IDE référent(e) plaies et cicatrisation

Ce(tte) professionnel(le) ayant, le plus souvent, un diplôme universitaire plaies et cicatrisation, occupe une mission transversale dans l'établissement : soins à des patients porteurs de plaies importantes ou de plaies chroniques, en consultation ou en hospitalisation, informations et formation des professionnels de l'établissement, harmonisation des protocoles et réalisation d'audits cliniques, participation aux études de marché sur les dispositifs spécifiques. Dans certains établissements, l'IDE stomathérapeute assure cette fonction.

En référence à l'arrêté du 13 avril 2007, modifié en mars 2012 et **fixant la liste des dispositifs médicaux que les IDE sont autorisé(e)s à prescrire**, ces IDE stomathérapeutes ou référentes plaies-cicatrisation assurent le renouvellement des dispositifs médicaux pour les patients sortants ou en ambulatoire.

L'IDE d'éducation thérapeutique

Certains établissements ont développé des programmes d'éducation thérapeutique pour assurer un accompagnement des patients tout au long du parcours de soins et favoriser une meilleure réinsertion sociale et professionnelle dans la période de l'après-cancer. Par exemple, pour le cancer du sein, les études scientifiques ont montré l'intérêt de maintenir une activité physique ce qui réduit les effets secondaires durant les traitements et d'éviter la prise de poids, facteur de récidive. Les IDE en éducation thérapeutique peuvent coordonner les séances avec différents professionnels et mener des ateliers éducatifs. Renseignez-vous pour savoir si ce type de programme existe dans l'établissement où vous êtes en stage.

Préparez votre stage

Effectuer un stage en cancérologie vous apportera beaucoup en matière de connaissances, de compétences mais également pour une meilleure connaissance de vous-même et de vos propres réactions face à des situations cliniques parfois difficiles. Pour faciliter votre intégration, il est nécessaire de préparer ce stage.

Travaillez vos prérequis

Étant donné que les cancers touchent tous les systèmes de l'organisme et que les traitements sont très spécifiques, un stage en cancérologie mobilise beaucoup de connaissances. Travailler en amont les prérequis (ou pré-acquis) vous permettra de débuter le stage de façon plus sereine et de pouvoir négocier votre parcours de stage avec votre tuteur. Les prérequis sont les éléments déjà acquis en formation qui sont à réviser avant le stage.

En cancérologie générale, ils comprennent notamment l'hygiène hospitalière et les précautions standards, l'isolement protecteur, les soins préopératoires, les normes biologiques des examens les plus courants (NFS, ionogramme sanguin, examens de coagulation, CRP, bilan hépatique), les notions concernant la douleur et les antalgiques, la procédure d'hémovigilance ; l'anatomie-physiologie du système concerné selon les cancers pris en charge dans l'unité ; en pharmacologie (les calculs de débit et de dose, les corticoïdes, les antibiotiques, et les anticoagulants). Vous pouvez également revoir les mécanismes de défense abordés en psychologie et les différentes techniques de l'entretien infirmier et de la relation d'aide.

En hématologie, les prérequis porteront aussi sur l'hématopoïèse, les normes de la NFS et le rôle des différents éléments figurés du sang, l'anémie, les hémorragies.

Ces listes ne sont pas exhaustives et sont à adapter en fonction de votre niveau de formation et des enseignements reçus, mais aussi en fonction des éléments portés à votre connaissance soit par vos formateurs, soit par le livret d'accueil du stage.

Identifiez vos objectifs de stage

Vous pouvez orienter vos objectifs d'apprentissage sur le développement de :

- vos capacités d'analyse clinique (activités 1 et 4, compétence 1) du fait de la complexité des situations cliniques rencontrées. Les principales activités concernent le recueil de données pertinent à la situation clinique et au secteur d'hospitalisation, l'évaluation de l'état de santé, l'observation des symptômes émotionnels ou comportementaux en lien avec une angoisse, l'identification des risques dans une situation d'urgence, etc. ;
- vos compétences techniques par la diversité des actes et activités (activité 5, compétence 4) : préparation et surveillance en lien avec les examens, surveillance pré- et postopératoire, pansements complexes, administration de protocoles de thérapeutiques spécifiques, transfusion, soins en secteur protégé, utilisation et surveillance de dispositifs médicaux, alimentation entérale ou parentérale, gestion de voie veineuse centrale, entretien de relation d'aide, etc. ;
- vos capacités à réaliser une démarche éducative (activité 3, compétence 5) : information et conseils sur les dispositifs d'accompagnement, les soins de support et la prévention des effets secondaires des thérapeutiques ;
- vos compétences relationnelles (activités 3 et 5, compétence 6) face à des situations cliniques souvent difficiles : soutien face à la fatigue liée à la maladie et aux effets secondaires des traitements, accompagnement dans un parcours de soins complexe, soutien psycho-

logiquc facc à l'incertitude pour l'avenir, accompagnement de l'entourage du patient parfois dans le déni ou vivant un deuil anticipé, soins de fin de vie, etc.

- vos capacités de collaboration au sein d'une équipe pluriprofessionnelle (activité 6, compétences 9) : organisation et coordination du parcours de soins, prise de parole en réunion de synthèse, transmissions orale et écrite aux différents professionnels, connaissance des missions des autres professionnels intervenant auprès du patient, identification des aides disponibles et des réseaux à solliciter.

Renseignez-vous avant le stage sur le parcours proposé par votre tuteur et sur le profil des patients pris en charge selon le secteur d'hospitalisation ; vos objectifs de stage seront à adapter au secteur qui vous accueillera.

La gestion des émotions ou la charge de travail liée au volume des connaissances à acquérir peuvent faire apparaître certaines difficultés durant votre stage. Si cela vous arrive, n'hésitez pas à les verbaliser à l'équipe qui pourra vous conseiller ou vous aider à les surmonter afin de favoriser votre progression et d'optimiser votre parcours de stage.

PARTIE

2

Compétences infirmières

Pose d'une chambre implantable

Compétence 1. Évaluer une situation clinique et établir un diagnostic dans le domaine infirmier

- Accueillir le patient et l'installer dans sa chambre.
- Recueillir les informations suivantes : adresse, personne de confiance, allergies.
- Interroger le patient sur les médicaments pris dans la dernière semaine : aspirine, anticoagulants.
- Vérifier la présence dans le dossier des éléments nécessaires à la pose de la chambre implantable : numération sanguine, bilan d'hémostase, radiographie de thorax récente.

Compétence 2. Concevoir et conduire un projet de soins infirmiers

- Avant la pose : évaluer le patient pour la présence de douleurs, prévoir le cas échéant qu'il reçoive un antalgique avant la pose pour lui permettre de rester allonger sur un plan dur sans bouger pendant tout le temps de la pose.
- Après la pose : minimiser les douleurs lors de la pénétration de l'aiguille dans la chambre implantable par la mise en place d'un dispositif analgésique transdermique, type *Emla*.
- Réaliser tous les gestes sur la chambre implantable dans des conditions rigoureuses d'asepsie selon la procédure établie dans le service.

Compétence 3. Accompagner une personne dans la réalisation de ses soins quotidiens

- Avant le bloc : expliquer les modalités de la douche antiseptique, aider le patient si besoin.

- Aider le patient à se mobiliser au retour du bloc opératoire.
- Expliquer les soins nécessaires à domicile en postopératoire selon le référentiel du service (pansements, ablation des fils).

Compétence 4. Mettre en œuvre des actions à visée diagnostic et thérapeutique

- Avant le bloc : vérifier que le patient est porteur d'une perfusion sur une voie veineuse périphérique, vérifier qu'il a été demandé au praticien qui va réaliser le geste de mettre en place une aiguille sur la chambre implantable si la chimiothérapie est prévue dans les 24 heures.
- Après le bloc, vérifier l'absence d'hématome.
- Avant toute perfusion sur la chambre implantable, vérifier qu'une radiographie de thorax a été faite et vue par le médecin pour confirmer la bonne position du cathéter.

Compétence 5. Initier et mettre en œuvre des soins éducatifs et préventifs

- Expliquer au patient ce qu'est une chambre implantable et à quoi elle sert, comment se déroule la pose.
- Éduquer le patient vis-à-vis de la chambre implantable : hygiène, contre-indication des sports violents, symptômes devant amener à consulter.

Compétence 6. Communiquer et établir une relation dans un contexte de soins

- Évaluer l'anxiété du patient, ce qu'il sait de son diagnostic et sur la chambre implantable.

Initiation d'une chimiothérapie

Compétence 1. Évaluer une situation clinique et établir un diagnostic dans le domaine infirmier

- Accueillir le patient et l'installer dans sa chambre (son fauteuil à l'hôpital de jour).
- Recueillir les informations suivantes : adresse, personne de confiance, allergies.
- Prendre les constantes : pression artérielle, fréquence cardiaque, température, poids, taille.
- Vérifier la présence dans le dossier des éléments nécessaires à la réalisation de la chimiothérapie : numération-formule sanguine, créatinémie, bilan hépatique.

Compétence 2. Concevoir et conduire un projet de soins infirmiers

- Pose de la perfusion sur la chambre implantable après anesthésie percutanée (patch *Emla*) et dans des conditions strictes d'asepsie selon la procédure du service.
- Mise en place du casque réfrigérant quelques minutes avant l'initiation de la chimiothérapie puis à changer toutes les 30 minutes si la chimiothérapie est alopéciante.
- Définir un plan personnalisé de soins en collaboration avec l'équipe médicale (dates des chimiothérapies, des consultations, des examens complémentaires).
- Suivi du protocole d'hyperhydratation IV en cas de traitement par cisplatine ou ifosfamide : surveillance tensionnelle ou de la diurèse, adaptation du volume d'hydratation.

Compétence 3. Accompagner une personne dans la réalisation de ses soins quotidiens

- Expliquer au patient le déroulement du traitement : pose de la perfusion, hydratation, anti-émétiques, chimiothérapie, casque réfrigérant le cas échéant.
- Informations au patient sur la prise en charge des effets secondaires à domicile : nausées, diarrhée, mucite.
- Circonstances justifiant une consultation médicale urgente : fièvre, diarrhée profuse, aphagie.
- Coordination avec les soignants à domicile : ablation d'un infuseur, soins de la voie veineuse centrale.

Compétence 4. Mettre en œuvre des actions à visée diagnostic et thérapeutique

- Détecter une dénutrition par la pesée avant chaque nouveau traitement.
- Identifier les signes d'allergie imposant un arrêt immédiat du traitement : rougeur, gonflement du visage et des mains, dyspnée.
- Surveillance des constantes en début du fin de traitement et éventuellement de façon plus rapprochée pour certains traitements.
- Administrer les anti-émétiques prophylactiques et curatifs selon le protocole du service.
- Contrôle de l'adéquation entre doses prescrites et doses présentes dans la poche de perfusion, contrôle de l'identité du patient.
- Administrer la chimiothérapie en respectant la durée des perfusions et la séquence d'administration.

Compétence 5. Initier et mettre en œuvre des soins éducatifs et préventifs

- Conseils diététiques : repas fractionnés, alimentation variée évitant les épices et les aliments très gras, interdiction des produits laitiers non pasteurisés.

- Insister sur l'intérêt d'un entretien avec un psycho-oncologue.
- Encouragement pour la poursuite d'une activité physique régulière.
- Conseils pour préserver une image corporelle satisfaisante : prise en charge de l'alopécie, maquillage.

Compétence 6. Communiquer et établir une relation dans un contexte de soins

- Évaluer l'anxiété du patient, ce qu'il sait de son diagnostic et du pronostic.
- Évaluer le contexte psychosocial du patient : entourages, identifier les personnes-ressources.

Neutropénie fébrile

Compétence 1. Évaluer une situation clinique et établir un diagnostic dans le domaine infirmier

- Accueillir le patient et l'installer dans sa chambre.
- Recueillir les informations suivantes : adresse, personne de confiance, allergies.
- Prendre les constantes : pression artérielle, fréquence cardiaque, température, poids, taille.
- Connaître les circonstances de survenue d'une neutropénie fébrile : délai par rapport à la chimiothérapie, cytotoxiques à risque.
- Identifier les signes de gravité : diarrhée associée, mucite sévère, signes de choc (tachycardie, marbrures, extrémités froides, hypotension, confusion).
- Débuter très rapidement l'antibiothérapie intraveineuse selon la prescription.

Compétence 2. Concevoir et conduire un projet de soins infirmiers

- Accueil du patient et réalisation des soins dans des conditions strictes d'asepsie, isolement protecteur selon les procédures du service.
- Prise en charge de la mucite sévère : bains de bouche antiseptique et analgésique, alimentation adaptée (régime lacté froid).
- Lutte contre la dénutrition : surveillance du poids, alimentation enrichie.
- Prévention des complications de décubitus.

Compétence 3. Accompagner une personne dans la réalisation de ses soins quotidiens

- Informations sur l'isolement protecteur, limitation des visites.

- Importance des bains de bouche fréquents et de l'hygiène corporelle.
- Vérifier les apports caloriques quotidiens.

Compétence 4. Mettre en œuvre des actions à visée diagnostic et thérapeutique

- Vérifier la présence d'une pancarte à l'entrée de la chambre signalant l'isolement protecteur.
- Prélèvements bactériologiques selon signes cliniques : coproculture en cas de diarrhée, prélèvement buccal en cas de mucite.
- Surveillance stricte de la température et des constantes, y compris la nuit.
- Administration d'antipyrétique (paracétamol) à la demande uniquement, c'est-à-dire en cas d'accès fébrile mal toléré.
- Hémocultures sur la voie centrale et en périphérie : deux séries systématiques avant le début des antibiotiques puis en cas d'accès fébrile ou de frissons.

Compétence 5. Initier et mettre en œuvre des soins éducatifs et préventifs

- Conseils en cas de récidive de la neutropénie ou d'accès fébrile à domicile.
- Expliquer l'intérêt d'un entretien avec un psycho-oncologue.
- Encouragements à la poursuite d'une activité physique.

Compétence 6. Communiquer et établir une relation dans un contexte de soins

- Évaluer l'anxiété du patient, ce qu'il sait de son diagnostic et du pronostic.
- Adapter sa communication selon la lassitude du patient à l'isolement protecteur.

Prise en charge d'un patient cancéreux douloureux

Compétence 1. Évaluer une situation clinique et établir un diagnostic dans le domaine infirmier

- Accueillir le patient et l'installer dans sa chambre.
- Recueillir les informations suivantes : adresse, personne de confiance, allergies.
- Faire préciser le traitement antalgique actuel : traitement de fond (posologie, horaires de prises) et traitement des accès douloureux (posologie et nombre de prises par jour).
- Évaluer la douleur :
  - intensité évaluée par échelle EVA ;
  - apprécier le retentissement fonctionnel : sommeil, mobilisation, alimentation, fonctions sphinctériennes, irritabilité, prostration.

Compétence 2. Concevoir et conduire un projet de soins infirmiers

- Utilisation d'antalgiques avant la réalisation de soins douloureux : prise d'un morphinique d'action rapide, patch *Emla*.
- Conduite à tenir en cas de surdosage selon le protocole du service : arrêt du traitement, oxygénothérapie, éventuellement dans les formes graves utilisation de naloxone.
- Rechercher des signes de dépression et proposer un entretien avec le psycho-oncologue.
- Pose et surveillance d'un dispositif transdermique de fentanyl (*Durogesic*), savoir qu'il doit être retiré en cas d'accès fébrile.

Compétence 3. Accompagner une personne dans la réalisation de ses soins quotidiens

- Évaluer l'observance du traitement.
- Insister auprès du patient sur la nécessité d'appeler l'IDE en cas d'accès douloureux pour recevoir un antalgique.
- Aider le patient à trouver une position antalgique.
- Aider le patient à se mobiliser en limitant les douleurs, utilisation éventuelle d'une canne, collaboration avec le kinésithérapeute.

Compétence 4. Mettre en œuvre des actions à visée diagnostic et thérapeutique

- Évaluation pluriquotidienne de la douleur, des constantes y compris la fréquence respiratoire.
- Diagnostic d'une constipation induite par les morphiniques.
- Diagnostic d'un syndrome confusionnel.
- Connaître les signes de surdosage en morphinique.
- Vérifier l'existence de prescriptions anticipées en cas d'accès douloureux.

Compétence 5. Initier et mettre en œuvre des soins éducatifs et préventifs

- Éducation thérapeutique pour la prise du traitement morphinique : distinction traitements de fond et des recrudescences douloureuses.
- Conseils pour la prévention de la constipation : conseils diététiques, utilisation de laxatifs.

Compétence 6. Communiquer et établir une relation dans un contexte de soins

- Dédramatiser l'utilisation des morphiniques associée par certains patients à la fin de vie et au risque de toxicomanie.

- Évaluer l'anxiété du patient.
- Communication avec l'entourage : renforcement positif, détection des situations d'épuisement, éducation vis-à-vis du traitement antalgique.

Prise en charge d'un patient en fin de vie

Compétence 1. Évaluer une situation clinique et établir un diagnostic dans le domaine infirmier

- Accueillir le patient et l'installer dans sa chambre.
- Recueillir les informations suivantes : adresse, personne de confiance.
- Faire préciser par la famille si elle souhaite un lit accompagnant.
- Faire préciser le traitement actuel : antalgiques, corticoïdes, suppléments alimentaires.
- Évaluer la douleur :
  - intensité évaluée par échelle EVA ;
  - apprécier le retentissement fonctionnel : sommeil, mobilisation, alimentation, fonctions sphinctériennes, irritabilité, prostration.
- Évaluer les autres symptômes et leur retentissement fonctionnel : dyspnée, toux, diarrhée, vomissements, déficit neurologique...

Compétence 2. Concevoir et conduire un projet de soins infirmiers

- Soins de bouche : humidification, nettoyage fréquent avec un bâtonnet ouaté.
- Rechercher des signes de dépression et proposer un entretien avec le psycho-oncologue.
- Utilisation d'antalgiques avant la réalisation de soins douloureux : prise d'un morphinique d'action rapide, patch *Emla*.
- Conduite à tenir devant un accès de dyspnée : prescription anticipée de sédatifs et de morphine, réassurance.

Compétence 3. Accompagner une personne dans la réalisation de ses soins quotidiens

- Préserver l'autonomie du patient : proposer de l'aider sans faire directement « à sa place ».
- Aider le patient à trouver une position antalgique.
- Aider le patient à se mobiliser en limitant les douleurs, utilisation éventuelle d'une canne, collaboration avec le kinésithérapeute.

Compétence 4. Mettre en œuvre des actions à visée diagnostic et thérapeutique

- Évaluation pluriquotidienne de la douleur et des symptômes.
- Surveillance des constantes selon une fréquence établie en équipe pluridisciplinaire (aucune surveillance dans certains cas) et tout en évitant de réveiller le patient.
- Savoir détecter les signes d'inconfort du patient inconscient : mimiques, agitation, mouvements désordonnés...
- Diagnostic d'une constipation induite par les morphiniques.
- Vérifier l'existence de prescriptions anticipées en cas d'accès douloureux ou de dyspnée.

Compétence 5. Initier et mettre en œuvre des soins éducatifs et préventifs

- Pouvoir expliquer au patient que les soins sont centrés sur le confort.
- Expliquer que le patient peut lui-même demander une majoration de la sédation ou au contraire sa diminution.

Compétence 6. Communiquer et établir une relation dans un contexte de soins

- Évaluer ce qu'a compris le patient de son pronostic.
- Savoir aller au rythme du patient dans l'annonce de la mort prochaine, respecter ses silences.
- Évaluer ses besoins spirituels.
- Communication avec l'entourage : renforcement positif, détection des situations d'épuisement, évaluer les possibilités de maintien à domicile.

PARTIE 3

Prérequis

Qu'est-ce qu'un cancer ?

Caractéristiques des cellules cancéreuses

Le cancer est constitué par une prolifération de cellules anormales. Les cellules cancéreuses se distinguent des cellules normales par plusieurs caractéristiques.

» Prolifération illimitée dans le temps et dans l'espace

La prolifération des cellules cancéreuses est illimitée dans le temps et dans l'espace.

Elles sont capables de dépasser les limites de leur organe d'origine pour détruire et envahir les tissus environnants, c'est l'invasion tissulaire.

À l'opposé, chaque cellule normale ne se multiplie qu'un nombre limité de fois et uniquement pour remplacer les cellules détruites.

» Prolifération désordonnée

La prolifération des cellules cancéreuses est désordonnée. Elle ne reproduit pas l'architecture normale du tissu.

» Formation de nouveaux vaisseaux

Les cellules cancéreuses provoquent la formation de nouveaux vaisseaux. Ce processus, appelé néo-angiogenèse, permet l'apport indispensable d'oxygène et de nutriments aux cellules cancéreuses.

» Capacité à former des métastases

La plupart des cancers ont la capacité de former des tumeurs, dites – secondaires, à distance de la tumeur initiale, dite primitive. Ces tumeurs secondaires sont également appelées métastases.

Les cellules cancéreuses vont se détacher de la tumeur primitive, envahir les tissus environnants et la paroi des vaisseaux, transiter par la circulation sanguine ou lymphatique puis enfin proliférer dans un nouvel organe où elles vont former des métastases.

La capacité à former des métastases est une caractéristique propre au cancer et fait toute sa gravité.

Le cancer : une maladie des gènes

Les causes du fonctionnement anormal des cellules cancéreuses sont à rechercher dans des modifications de leur génome. Des altérations multiples des gènes sont mises en évidence de façon constante dans les cellules cancéreuses : mutations ponctuelles (modification d'une paire de base), délétion chromosomique (une partie d'un chromosome est absente), translocation...

Le fait que le cancer soit toujours dû à l'altération de gènes ne signifie pas cependant que tous les cancers sont héréditaires, il s'agit même d'une petite minorité d'entre eux.

En quoi une tumeur bénigne se différencie-t-elle d'un cancer ?

Une tumeur bénigne est également constituée de cellules dont la prolifération est dérégulée. Elle est cependant dépourvue de capacité d'invasion et d'angiogenèse. Elle ne détruit donc pas les organes de voisinage (elle peut les repousser) et ne peut pas former de métastases.

Une tumeur bénigne peut parfois (pas toujours) évoluer vers la malignité, c'est-à-dire se transformer en cancer.

Les différents types de cancer

On distingue plusieurs types de cancers en fonction de la nature du tissu dont ils sont issus.

» Les carcinomes

Les plus fréquents, ils sont développés aux dépens des épithéliums. On distingue les adénocarcinomes qui proviennent de muqueuses glandulaires (côlon, canaux des glandes mammaires, ovaire, endomètre...) et les carcinomes épidermoïdes formés à partir d'épithéliums de revêtement, dits malpighiens (peau, pharynx, larynx, canal anal, col de l'utérus...).

» Les sarcomes

Ils sont développés à partir des tissus de soutien : os (ostéosarcome), cartilage (chondrosarcome), tissu adipeux (liposarcome), muscles (léiomyosarcome ou rhabdomyosarcome)... On peut en rapprocher les cancers du cerveau développés à partir des cellules gliales.

» Les mélanomes

Ils se constituent à partir de cellules mélanocytaires que l'on retrouve principalement au niveau de la peau.

» Les tumeurs germinales

Elles sont développées à partir de cellules embryonnaires résiduelles que l'on retrouve en particulier au niveau des testicules ou des ovaires.

» Les lymphomes et leucémies lymphoïdes

Ils sont constitués à partir des lymphocytes, cellules du système immunitaire.

» Les leucémies myéloïdes

Elles sont constituées à partir de cellules de la moelle osseuse précurseurs des différentes lignées sanguines : polynucléaires, macrophages, globules rouges et plaquettes.

Cancer : Prérequis

Définition

Cancer :
Prolifération de cellules anormales.
Distinction cancéreuse et saine.
Caractéristiques : illimité dans le temps et l'espace, désordonné, nouveaux vaisseaux.

Causes

Altération multiples gènes :
→ Mutation ponctuelle,
→ Délétion chromosomique,
→ Translocation.

Caractéristiques

Tumeur bénigne	Tumeur maligne
Bien délimitée	Mal délimitée
Cellules régulières	Cellules irrégulières
Croissance lente	Croissance rapide
Peut évoluer en maligne	

Les différents types de cancer

Carcinomes
Adénocarcinome : Muqueuse glandulaire.
Carcinome épidermoïde : Épithélium de revêtement.

Sarcomes
Développement tissu mou.

Mélanomes
Développement cellules mélanocytaires au niveau de la peau.

Tumeur germinale
Développement cellules embryonnaires résiduelles.

Lymphomes et leucémies
Lymphoïdes : Système immunitaire.

Leucémie myéloïde
Cellules moelle osseuses.

Histoire naturelle des cancers

Lésions précancéreuses

Les cancers ne se forment pas sur un tissu parfaitement normal mais à partir de lésions dites précancéreuses. Ces lésions n'ont pas toutes les propriétés du cancer (pas de capacité d'invasion, pas de formation de métastase) et sont généralement de petites tailles. Elles peuvent rester asymptomatiques pendant plusieurs années puis évoluer vers un cancer.

Il peut s'agir d'une tumeur, détectable par un examen endoscopique : polype du côlon ou du rectum, tumeur superficielle de la vessie. Ce type de tumeur peut parfois se révéler par un saignement (rectorragie, hématurie...).

Il peut également s'agir d'une altération de la muqueuse sans véritable formation de tumeur qui ne peut être diagnostiquée que par un examen au microscope. Il s'agit par exemple de la dysplasie du col de l'utérus qui ne donne aucun symptôme.

Stade infraclinique

Il peut s'écouler plusieurs mois, voire plusieurs années entre l'émergence du cancer et l'apparition de symptômes. Pendant toute cette période où le cancer est asymptomatique (phase infraclinique), il ne peut être détecté que par la réalisation d'examens complémentaires (radiologiques, endoscopiques, sanguins...).

Évolution au stade clinique

» Variable en fonction du siège de la tumeur primitive

La vitesse et le mode d'évolution naturelle des cancers sont très variables et dépendants du siège de la tumeur primitive :

- certains cancers sont d'évolution longtemps locale (cancer du sein, de l'utérus), d'autres deviennent rapidement métastatiques (mélanome, cancer du poumon) ;
- certains cancers évoluent très vite d'une semaine sur l'autre et constituent des urgences thérapeutiques : leucémies aiguës, tumeurs germinales (cancer du testicule), cancer du poumon à petites cellules... ;
- d'autres cancers évoluent très lentement et sont compatibles avec une survie très prolongée (plusieurs années voire décennies) même en l'absence de traitement curatif : cancer de prostate, de la thyroïde...

» Variable en fonction du degré de différenciation de la tumeur

Une même tumeur primitive peut évoluer de façon très différente d'un sujet à l'autre. Un élément déterminant est le degré de différenciation de la tumeur, c'est-à-dire la fidélité avec laquelle elle reproduit l'aspect du tissu d'origine au microscope. On distingue ainsi :

- les tumeurs bien différenciées dont l'aspect microscopique ressemble beaucoup au tissu d'origine et qui se développent lentement ;
- les tumeurs indifférenciées dont l'aspect ne reproduit plus le tissu d'origine et qui se développent très vite.

Formation des métastases

» Délai d'apparition des métastases

Les métastases peuvent être cliniquement perceptibles dès le diagnostic, on parle de métastases synchrones. Elles peuvent aussi n'apparaître que plusieurs mois ou années après l'exérèse complète de la tumeur primitive et malgré un bilan d'extension initialement négatif : il s'agit de métastases métachrones.

Ces métastases métachrones sont dues au fait que les cellules métastatiques peuvent rester à un état quiescent (on parle de « micrométastases dormantes ») pendant une très longue période et ne former une tumeur cliniquement perceptible que plusieurs mois ou années après l'exérèse de la tumeur primitive.

Les métastases « dormantes » sont particulièrement fréquentes au cours du cancer du sein ou du mélanome et peuvent être responsables de rechutes très tardives, plus de 10 ans après le traitement initial.

» Sites des métastases

Des métastases peuvent apparaître dans tous les organes mais sont plus fréquentes au niveau des ganglions, des os, du poumon, du foie et du cerveau.

Les métastases ganglionnaires

Elles sont généralement les premières à apparaître.

Le premier relais ganglionnaire envahi est celui qui recueille directement la lymphe de l'organe où se développe la tumeur : c'est le ganglion sentinelle. Les relais ganglionnaires successifs sont ensuite atteints de proche en proche *via* le courant lymphatique.

Exemple du cancer du sein : le ganglion sentinelle est situé à la partie inférieure du creux axillaire. Progressivement, l'extension ganglionnaire progresse du bas vers le haut du creux axillaire puis atteint la région sus-claviculaire.

Même si les métastases ganglionnaires ne mettent pas en jeu directement le pronostic vital, leur présence est un facteur de gravité très important, quel que soit le cancer. Elles sont en effet les témoins de la capacité de la tumeur à former des métastases viscérales et osseuses.

Les métastases viscérales et osseuses

Elles se forment par voie hématogène : les cellules tumorales pénètrent dans la circulation sanguine pour atteindre d'abord le foie (organes digestifs drainés par

TABLEAU 1. Métastases les plus fréquentes pour quelques sites de tumeurs primitives.

Tumeurs primitives	Métastases les plus fréquentes
côlon, rectum, pancréas, estomac	foie
sein	poumon, os
poumon	os, cerveau, surrénale
rein	poumon, os
prostate	os
ovaire	péritoine

le système porte) ou le poumon (organes drainés par les veines caves). *Via* le cœur, elles rejoignent ensuite le système artériel et atteignent les os, le cerveau...

Les organes les plus fréquemment atteints par les métastases varient donc en fonction de la tumeur primitive (voir tableau 1).

Les métastases viscérales sont une cause importante de décès par cancer, principalement du fait du retentissement fonctionnel qu'elles entraînent (insuffisance respiratoire, hypertension intracrânienne, insuffisance hépatique...).

La carcinose péritonéale

Elle est caractérisée par la formation de tumeurs à la surface du péritoine. Elle peut entraîner des douleurs, la formation d'ascite et surtout une occlusion digestive. Elle peut être due à des cancers digestifs et surtout ovariens dont les cellules desquament dans la cavité péritonéale.

Principales manifestations cliniques du cancer

Les manifestations cliniques des cancers peuvent être regroupées en quatre syndromes :

- syndrome tumoral ;
- syndrome cachectique ;
- syndrome paranéoplasique ;
- syndrome thrombotique.

Ces quatre syndromes peuvent révéler la maladie, l'accompagner ou la compliquer.

Le syndrome tumoral

Le syndrome tumoral regroupe l'ensemble des symptômes en rapport avec les volumes tumoraux. Il est lié à la présence de la tumeur primitive ou de métastases à distance.

» Signes liés à la tumeur primitive

Hémorragies

Par exemple :

- hémoptysies des tumeurs bronchiques ;
- hématémèse, méléna et rectorragies des cancers digestifs ;
- hématurie des tumeurs vésicales ;
- métrorragies des cancers gynécologiques.

Tout saignement extériorisé doit faire réaliser des examens endoscopiques à la recherche d'une tumeur.

Ce saignement peut passer inaperçu et être responsable d'une anémie par carence en fer.

Douleurs

Elles peuvent être longtemps absentes. Leur présence traduit l'existence d'une tumeur de grande taille ou atteignant des organes de voisinage.

Signes fonctionnels persistants

Ils témoignent d'une irritation locale, ou du fonctionnement anormal d'un organe : toux, troubles du transit, de la miction, dysphonie, dysphagie...

Ils sont souvent en rapport avec une sténose d'un organe creux (bronches, œsophage, larynx, côlon...).

Signes physiques

Masse ou tissu infiltré, déformation du contour d'un sein...

Lors d'une endoscopie (vessie, estomac, côlon, bronches...)

Végétation, ulcération, saignement au contact, induration, sont très évocateurs.

» Signes liés à des métastases à distance

Douleurs osseuses

Principal mode de révélation des métastases osseuses.

Manifestations neurologiques

Hypertension intracrânienne (céphalées, vomissements), déficits (hémiplégie, diplopie...), crises convulsives en rapport avec des métastases cérébrales ou une tumeur cérébrale primitive.

Signes physiques

Nodules cutanés ou sous-cutanés, ascite, hépatomégalie, adénomégalie sus-claviculaire ou cervicale...

Le syndrome cachectique

La cachexie est due à la production par les cellules cancéreuses elles-mêmes ou les cellules entourant la tumeur de substances pro-inflammatoires.

Elle se manifeste cliniquement dans environ 50 % des cancers. Elle est d'autant plus fréquente et importante que le cancer est à un stade avancé, que le primitif est pulmonaire ou biliopancréatique.

Ses principales manifestations sont :

- la perte de poids et l'anorexie (perte d'appétit) ;
- l'altération de l'état général ;
- la fièvre et les sueurs nocturnes ;
- des anomalies biologiques.

» La perte de poids et l'anorexie (perte d'appétit)

Cette perte de poids est très particulière car elle porte à la fois sur la masse musculaire et les graisses.

Elle n'est pas due uniquement à la perte d'appétit mais également à une augmentation des dépenses énergétiques de l'organisme (hypercatabolisme).

En pratique, cela explique qu'une augmentation des apports par une alimentation artificielle (parentérale ou entérale) ne permet généralement pas de corriger totalement l'amaigrissement.

» L'altération de l'état général

Elle est la conséquence de la fonte musculaire et de l'anémie.

C'est certainement le facteur pronostique le mieux reconnu pour tous les cancers métastatiques.

L'état général est généralement évalué par un indice de performance (*performance status* en anglais, PS). L'échelle la plus utilisée est celle de l'OMS qui distingue 5 catégories de patients, de l'état général parfait (« 0 ») au plus dégradé (« 4 ») (tableau 2).

TABLEAU 2. Échelle de performance de l'OMS.

Grade	Définition
0	Activité normale
1	Patient symptomatique mais ambulatoire
2	Alitement < 50 % du temps diurne
3	Alitement > 50 % du temps diurne
4	Alitement permanent, grabataire
5	Décès

» Anomalies biologiques

Syndrome inflammatoire

- Augmentation de la C-reactive protéine (CRP) et de la ferritine.
- Anémie.

Dénutrition

Baisse de la pré-albumine et de l'albumine sériques.

Les syndromes paranéoplasiques

Il s'agit de manifestations cliniques induites par le cancer à distance de tout volume tumoral. On en distingue trois types.

» Hypersécrétion d'une substance biologiquement active

Il peut s'agir d'une hormone produite normalement par le tissu d'origine. Par exemple : production excessive de cortisol par une tumeur maligne de la glande surrénale (corticosurrénalome), responsable d'un syndrome de Cushing.

Il peut également s'agir d'une hormone qui n'est pas produite par le tissu d'origine. L'exemple le plus fréquent est la production d'hormone antidiurétique (ADH) par un cancer du poumon, responsable d'une hyponatrémie. L'ADH est normalement produite par l'hypophyse.

Ces syndromes paranéoplasiques régressent complètement lorsque la tumeur est éradiquée.

» Syndromes paranéoplasiques par réaction auto-immune

Ils sont liés à la destruction par le système immunitaire de certaines cellules du système nerveux qui les reconnaît comme étrangères.

Les manifestations cliniques (polynévrite, myasthénie, syndrome cérébelleux...) précèdent de plusieurs mois l'apparition de la tumeur primitive qui est souvent elle-même d'évolution très lente.

Ces syndromes paranéoplasiques ne régressent généralement pas après le traitement de la tumeur.

Manifestations veineuses thrombotiques

Elles sont très fréquentes au cours du cancer : phlébite des membres inférieurs et surtout embolie pulmonaire qui est une cause fréquente de décès chez le patient cancéreux. Elles sont favorisées par

- l'activation de la coagulation, fréquente au cours du cancer ;
- la compression d'un axe veineux par la tumeur primitive ou une adénopathie ;
- un alitement prolongé ou une intervention chirurgicale.

Les complications thromboemboliques sont particulièrement fréquentes au cours des cancers de prostate, de vessie, de l'estomac, du pancréas, du poumon.

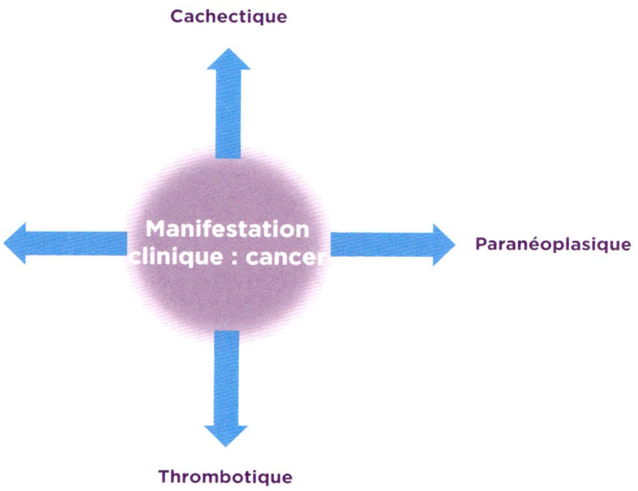

Tumoral :
Regroupe l'ensemble des symptômes en lien avec volume tumoral lié à la présence tumeur primitive ou méta à distance.

Signes tumoraux primitifs :
Hémorragie, douleur, signe fonctionnel persistant et physique.

Signes liés à des métastases à distance :
Douleurs osseuses, manifestations neurologiques, signes physiques, Anomalies biologiques.

PARTIE

4

Pathologies

1 Épidémiologie

Le cancer, un problème majeur de santé publique

En 2018, 382 000 nouveaux cas de cancer sont survenus en France, soit près d'un cas à chaque minute. Un homme sur 2, une femme sur 3 aura un cancer au cours de sa vie.

Également en 2018, 157 400 décès par cancer sont survenus, soit un mort toutes les trois minutes. Le cancer tue un homme sur 3, une femme sur 4.

En France et dans la plupart des pays développés, le cancer est la 1re cause de décès tout âge confondu avant les maladies cardiovasculaires.

Le nombre de cancers a connu une très forte augmentation à la fin du XXe siècle dans tous les pays : ainsi, entre 1980 et 2000, le nombre total de nouveaux cas de cancer a été augmenté de 50 %, tandis que le nombre de cas de cancers du sein a doublé !

La principale cause de cette augmentation est le vieillissement de la population. En effet, la grande majorité des cancers surviennent après 65 ans.

Depuis 2010, le nombre de nouveaux cas par rapport à la population (taux d'incidence) tend à se stabiliser.

Les cancers les plus meurtriers

Le cancer bronchique est de loin le cancer le plus meurtrier (33 000 décès/an), suivi du cancer colorectal (17 000), du sein (12 000), du pancréas (11 500) et de la prostate (8 000).

» Différences entre hommes et femmes

Les cancers sont à la fois plus fréquents et plus meurtriers chez l'homme que chez la femme. Ces différences sont en partie liées à la plus grande fréquence du tabagisme et de l'alcoolisme chez l'homme. Elles concernent en particulier les cancers du poumon, ORL, de la vessie et du foie.

Chez la femme, le cancer du sein est à la fois le plus fréquent (près de 59 000 cas/an!) et le plus meurtrier. Le cancer du poumon reste plus rare que chez l'homme même si sa fréquence augmente très rapidement.

» Les principales causes des cancers

40 % des cancers seraient liés à des facteurs environnementaux évitables.

Les principaux sont listés dans le tableau 3.

TABLEAU 3. Proportion des décès par cancer attribuables à différents facteurs environnementaux.

Facteur	Proportion du nombre de nouveaux cas de cancer (2015)
Alimentation, surpoids	11 %
Tabac	20 %
Alcool	8 %
Infections (hépatites virales, papillomavirus...)	4 %
Vie sexuelle et reproductive (nulliparité, ménopause tardive...)	2 %
Expositions professionnelles	4 %
Rayons ultraviolets	3 %
Pollution de l'air extérieur	< 1 %
Radiations ionisantes	2 %
Produits industriels	< 1 %

» Le tabac : première cause de cancer et première cause de mortalité évitable

Le tabac augmente surtout le risque de cancer bronchique : 85 % des cas lui seraient attribuables. Il augmente également la fréquence des cancers des voies aérodigestives supérieures (pharynx, cavité buccale, larynx), de l'œsophage, de la vessie, du pancréas, du rein, du sein et du col de l'utérus.

Certaines caractéristiques du tabagisme influencent le risque de cancer bronchique

- La cigarette comporte le risque maximum, supérieur au tabac à rouler, au cigare et à la pipe.
- Le fait d'inhaler la fumée augmente le risque.
- La dose quotidienne et la durée du tabagisme sont corrélées au risque de cancer, cependant la durée est le facteur le plus important.
- Il existe également un risque plus important de cancer bronchique chez les personnes qui ne fument pas mais sont exposées de façon chronique à la fumée de tabac. On parle de tabagisme passif.

» L'alcool

La consommation d'alcool est impliquée dans les cancers des VADS (cavité buccale, pharynx, larynx, œsophage), le carcinome hépatocellulaire et le cancer du sein.

» L'alimentation

Elle joue un rôle avéré sur le risque de cancer.

Un risque accru de cancer est associé à une alimentation riche en acides gras saturés, en viande rouge ou charcuterie et pauvre en fibres, fruits et légumes.

L'obésité et une faible activité physique majorent également le risque de cancer.

» Expositions professionnelles

On estime qu'en France 10 000 nouveaux cancers seraient chaque année liés à l'exposition à une substance cancérigène sur le lieu de travail. Ces cancers siègent le plus souvent au niveau des poumons, de la plèvre (mésothéliome), des sinus, de la vessie, du foie ou peuvent être des leucémies.

Une des substances la plus souvent en cause est l'amiante. 90 % des mésothéliomes (tumeurs malignes de la plèvre) seraient liés à l'amiante. L'amiante peut également être responsable de cancers du poumon.

Reconnaître l'origine professionnelle d'un cancer permet sa déclaration en maladie professionnelle indemnisable.

» Les facteurs génétiques

Environ 5 % des cancers seraient la conséquence directe de la transmission d'un caractère génétique.

Dans ces cas rares, l'environnement joue un rôle faible. Il s'agit en fait de véritables maladies génétiques responsables de la survenue d'un cancer (souvent de plusieurs) chez la majorité des patients porteurs de l'anomalie génétique. On peut citer :

- la polypose rectocolique familiale : les sujets atteints présentent tous des polypes innombrables sur le côlon dès l'enfance et développent de façon inéducable des cancers du côlon ;
- le syndrome sein-ovaire lié à une mutation sur le gène BRCA1 ou BRCA2 : les femmes atteintes vont presque toutes développer un cancer du sein et moins fréquemment un cancer de l'ovaire, souvent avant 50 ans.

Ce type de cancer héréditaire peut être suspecté sur les antécédents personnels et familiaux de la patiente :

- survenue de plusieurs cas de cancers chez la même personne ;

- survenue précoce d'un des cas de cancers, par rapport à l'âge habituel ;
- bilatéralité de l'atteinte (pour les organes pairs, le sein par exemple), ou multifocalité (plusieurs cancers du côlon simultanés) ;
- au moins deux cas de cancers chez des personnes apparentées entre elles au premier degré (mère et fille par exemple).

Lorsque ces critères sont présents, une consultation d'oncogénétique est nécessaire. Il sera éventuellement alors proposé au patient de rechercher l'anomalie génétique par un prélèvement sanguin.

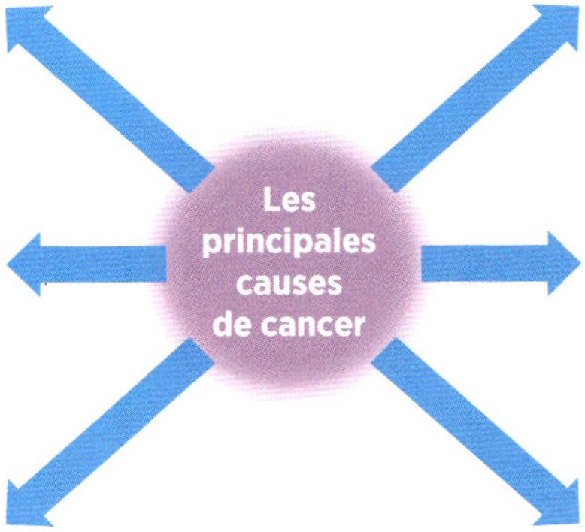

Alimentation & sédentarité :
Rôle avéré risque de cancer.
Surcharge pondérale.
Alimentation riche en acide gras saturé et pauvre en fruits et légumes.

Facteurs génétiques :
5 % cause héréditaire.
Cancer héréditaire suspecté sur les ATCD personnels et familiaux.

40 % des cancers sont dus à des facteurs environnementaux.
⅔ à ¾ dus à des causes inévitables.

Tabac :
1re cause de cancer.
1re cause de mortalité évitable (30 % de décès)
↗ de 85 % de cancer bronchique,
↗ fréquence de cancer des VADS, œsophage,
vessie, pancréas, rein, col de l'utérus.

Alcool :
10 % de décès.
Implique cancer des VADS, carcinome hépatocellulaire.

Exposition professionnelle :
10 000 nouveaux cas/an.
90 % des mésothéliomes dus à l'amiante.

2 Démarche diagnostique en cancérologie

Circonstances de découverte des cancers

» Découverte fortuite

La tumeur est découverte lors d'un examen physique ou d'imagerie réalisé pour un autre motif (fréquent mode de découverte de tumeurs rénales).

» Découverte par un examen de dépistage

Par exemple : frottis cervicovaginal, mammographie...

» Manifestations cliniques révélatrices

Tous les symptômes décrits dans les *Principales manifestations cliniques du cancer* (page 45) peuvent être révélateurs d'un cancer.

L'association de symptômes qui pris séparément pourraient être bénins est particulièrement évocatrice, par exemple :

- toux persistante et amaigrissement ;
- constipation récente et phlébite...

Le diagnostic positif de cancer

La preuve définitive de la nature cancéreuse repose presque toujours sur l'examen anatomopathologique d'une biopsie de la tumeur ou de la pièce d'exérèse chirurgicale.

Dans de rares situations cliniques bien codifiées, il est possible de se passer de l'examen anatomopathologique et d'affirmer le diagnostic sur un faisceau d'arguments cliniques, radiologiques et biologiques.

Ainsi le diagnostic de carcinome hépatocellulaire (cancer du foie) peut être affirmé chez un patient qui présente une cirrhose connue devant une tumeur du foie paraissant hypervascularisée au scanner et avec une élévation importante du marqueur tumoral, l'α-fœtoprotéine.

Le diagnostic d'extension du cancer

Il est indispensable de préciser l'extension du cancer afin de définir le traitement optimal :

- taille de la tumeur primitive et extension éventuelle aux organes de voisinage ;
- présence de métastases ganglionnaires, viscérales ou osseuses.

» Le bilan d'extension

Il va être réalisé avant tout traitement, comprenant un examen clinique complet et des examens d'imagerie qui peuvent varier en fonction de la tumeur primitive et du risque de métastase :

- scintigraphie osseuse pour la recherche de métastases osseuses ;
- scanner abdominopelvien ;
- scanner thoracique ;
- IRM cérébrale ;
- tomographie par émission de positons au 18-fluorodéoxyglucose (TEP-scan, voir *La tomographie par émission de positons...*, fiche 31).

» Classification du cancer en stade d'extension

Au décours de ce bilan, il est généralement possible de classer le cancer en stade d'extension. La classification la plus utilisée est celle dite « TNM ». Elle comprend trois éléments :

- T (pour tumeur) (T1 à T4) : définit la taille de la tumeur primitive et son extension locale. T1 correspond généralement à une petite tumeur confinée à l'organe et T4 à une tumeur qui envahit les organes de voisinage ;
- N (pour *lymph Nodes*) (N0 à N3) correspond à la présence d'adénomégalies détectables par des examens

cliniques ou radiologiques. N0 correspond à l'absence d'adénomégalie détectable, N1 à un ganglion situé juste à proximité de l'organe atteint et N2 et N3 à des ganglions situés plus à distance;
- M (pour métastases) : M0 correspond à l'absence de métastase osseuse ou viscérale, M1 à leur présence.

Les critères précis définissant chaque catégorie varient pour chaque tumeur primitive.

Les classifications en stades sont également fréquemment utilisées :

- *stade I* : tumeur limitée à l'organe initial, de petit volume, accessible à un traitement local curatif;
- *stade II* : tumeur localement étendue pouvant bénéficier d'un traitement locorégional mais avec un risque d'extension métastatique;
- *stade III* : tumeur locorégionale avancée, étendue aux organes de voisinage avec un risque métastatique important, dont l'exérèse complète est incertaine;
- *stade IV* : tumeur métastatique ou très étendue avec de faible chance de guérison.

Évaluation pronostique

Le pronostic est conditionné par :

- la tumeur elle-même : sa nature et son extension;
- l'existence d'un syndrome cachectique;
- le terrain.

» Facteurs pronostiques liés à la tumeur

La nature du cancer : siège de la tumeur primitive et type histologique

Ces paramètres conditionnent l'évolution naturelle et l'existence de thérapeutiques médicales efficaces. Ainsi certains cancers sont très sensibles à la chimiothérapie et d'autres très peu.

Le degré de différenciation est également un facteur pronostique important, les tumeurs peu différenciées étant plus agressives et d'évolution plus rapide.

L'extension du cancer

Elle est définie par la classification TNM : taille de la tumeur, extension éventuelle aux organes de voisinage, présence de métastases ganglionnaires, osseuses ou viscérales.

Dans certains cancers, le taux de marqueur tumoral reflète la masse tumorale totale et est donc un facteur pronostique important. C'est le cas dans les cancers des testicules avec le taux d'α-fœtoprotéine et celui d'HCG.

Le siège des métastases est également un facteur pronostique important. Ainsi, les métastases hépatiques ou cérébrales sont généralement de plus mauvais pronostic.

La vitesse d'évolution de la tumeur

Elle peut être évaluée par le délai écoulé depuis l'apparition des premiers symptômes et le diagnostic. Elle peut également être prédite par le degré de différenciation de la tumeur et le nombre de cellules en division observé à l'examen anatomopathologique.

» Facteurs pronostiques liés à un syndrome cachectique

Un indice de performance selon l'échelle de l'OMS supérieur ou égal à 2 définit un état général très altéré et est un facteur de très mauvais pronostic, quel que soit le cancer.

L'amaigrissement est également un facteur de mauvais pronostic, surtout lorsqu'il est supérieur à 10 % du poids antérieur.

» Facteurs pronostiques liés au terrain

Présence de comorbidités

Les comorbidités correspondent à d'autres maladies retentissant sur l'état de santé du patient. Dans certains cas, elles peuvent rendre difficile voire impossible la réalisation des traitements contre le cancer.

Ainsi, un patient atteint d'un cancer bronchique localisé ne peut pas subir l'ablation d'un lobe pulmonaire, seul traitement curatif, s'il présente déjà une insuffisance respiratoire post-tabagique.

Les comorbidités sont particulièrement fréquentes chez les patients atteints de cancers liés à une intoxication chronique tabagique et/ou éthylique.

Difficultés psychosociales

Isolement physique et affectif, précarité, absence de projet de vie.

Elles peuvent également rendre la réalisation des traitements plus difficile et diminuer la combativité du patient.

Présentation en réunion de concertation pluridisciplinaire (RCP)

Tout nouveau patient atteint de cancer doit bénéficier d'une présentation de son dossier par son médecin référent aux autres spécialistes (spécialistes d'organe, chirurgiens, cancérologues médicaux et spécialistes en radiothérapie, anatomopathologiste, radiologue) au cours de réunions pluridisciplinaires (RCP) afin d'établir une stratégie thérapeutique.

Cette proposition thérapeutique doit faire l'objet d'un compte rendu qui sera communiqué au médecin traitant et archivé dans le dossier médical.

Conduite à tenir IDE

Pendant la phase du diagnostic

Interrogatoire du patient

COMPÉTENCE 1

Il est très important car de nombreux patients se confieront plus facilement à l'IDE qu'au médecin.

- Les symptômes : évaluer leur retentissement sur les actions de la vie courante (faire ses courses, faire sa toilette, s'habiller…) et sur les fonctions vitales (alimentation, sommeil, transit, respiration).
- Les antécédents personnels, traitement actuel.
- Les antécédents familiaux de cancers en permettant au patient d'évoquer des souvenirs douloureux qui peuvent avoir un retentissement sur son acceptation du traitement : proche ayant eu un cancer, ayant reçu une chimiothérapie…
- État nutritionnel : mesurer le poids et la taille, s'informer du poids « de forme » c'est-à-dire avant l'apparition des premiers symptômes. Cela permet de calculer l'indice de masse corporelle (poids/taille^2) et le pourcentage d'amaigrissement.
- Contexte social et affectif : demander au patient de désigner par écrit sa personne de confiance (la personne qui peut prendre des décisions à sa place s'il n'est pas en état de le faire), les liens affectifs (ceux qui comptent pour le patient) et les aidants (les personnes physiquement présentes auprès du patient et qui peuvent lui apporter une aide).

Surveillance et traitement de la douleur

COMPÉTENCE 4

Le traitement de la douleur doit être initié immédiatement sans attendre le diagnostic définitif.

- Évaluer son intensité par l'échelle EVA (voir Prise en charge de la douleur au cours du cancer, fiche 54).
- Proposer régulièrement au patient les antalgiques prescrits « à la demande ».
- Prévention des douleurs iatrogènes (ponctions veineuses, ponction lombaire, sternale ou pleurale, biopsie) :
  - application d'un anesthésique local en crème (*Emla*) sous pansement occlusif au niveau du point de ponction prévu, prémédication anxiolytique (*Atarax*, *Xanax*…) ;
  - prévoir la prescription d'un antalgique systématique juste avant le geste : paracétamol, morphine…

Information du patient

COMPÉTENCE 5

» Objectifs et modalités des examens complémentaires prescrits.

» Proposer une aide psychologique, même si le patient n'a pas encore été informé du diagnostic de cancer.

Examens biologiques à envisager systématiquement

COMPÉTENCE 4

» Hémogramme, hémostase, groupage sanguin avant la réalisation d'une biopsie.

» Examen cytobactériologique des urines avant une cystoscopie, une biopsie de la prostate.

3 Annonce du diagnostic

L'annonce du diagnostic de cancer est un traumatisme psychique majeur.

Elle marque l'entrée dans une vie où il faudra composer avec la maladie. Le patient va souvent devoir renoncer, au moins temporairement, à certaines activités (professionnelles, sportives, familiales...), à certains projets. L'annonce du cancer va évoquer au patient des images de mort, de déchéance physique, de traitements longs et pénibles...

Une information mieux vécue et comprise facilitera une meilleure adhésion du patient à la proposition de soins et l'aidera à bâtir des stratégies d'adaptation à la maladie.

Le plan cancer a officialisé le rôle fondamental des IDE dans ce processus d'annonce.

Grands principes pour l'annonce du diagnostic

Ils s'appliquent aussi bien au médecin qu'à l'IDE.

» Définir un temps et un lieu adaptés

Il s'agit d'un lieu calme, où l'on ne risque pas d'être dérangé. Le patient et le soignant doivent être assis.

» Individualiser l'annonce

Au préalable de l'annonce, il faut « faire connaissance » avec le patient pour mieux apprécier sa vulnérabilité, son aptitude à faire face.

Il faut donc l'interroger sur l'existence de traumatismes antérieurs, les liens affectifs, ses priorités, son projet de vie.

Préciser d'abord ce que le patient sait déjà

Informer progressivement

L'information doit être progressive et entrecoupée de pauses. Ces silences permettent au patient de poser des questions, de réagir. Ils permettent aussi au soignant d'apprécier le retentissement de l'annonce sur le patient, y compris par la communication non verbale (pleurs, sidération, anxiété, colère...).

Il faut savoir s'arrêter si les informations déjà données paraissent trop traumatisantes.

Enfin, il faut montrer au patient que toutes les questions peuvent être posées.

Fixer rapidement un objectif de soins positif

Expliquer les bénéfices attendus du traitement, insister sur les aides dont il peut disposer.

L'annonce doit être accompagnée

Il faudra suivre les effets de l'annonce et éventuellement proposer une aide psychologique et/ou médicamenteuse : hyperémotivité, signes de dépression, nervosité, angoisse, cauchemars, insomnies...

Dispositif d'annonce du plan cancer

Afin d'améliorer les conditions d'annonce du diagnostic, un « dispositif d'annonce » a été mis en place dans le cadre du plan cancer.

Un des grands principes de ce dispositif est que l'annonce ne se résume pas à une consultation médicale isolée mais doit impliquer l'ensemble de l'équipe soignante, et en particulier les IDE.

Le dispositif d'annonce est construit autour de quatre temps.

» Temps médical

Une ou plusieurs consultations vont permettre l'annonce du diagnostic, puis la proposition d'une stratégie thérapeutique définie lors d'une RCP.

À l'issue doit être remis au patient un programme personnalisé de soins (PPS) qui détaille les différents traitements, examens et consultations prévus.

» Temps d'accompagnement soignant

Il est prévu comme un temps de consultation infirmière proposé systématiquement, mais non imposé, après chaque consultation médicale.

Le temps d'accompagnement a plusieurs objectifs :

- permettre au patient et/ou à ses proches de disposer d'un soignant disponible pour les écouter, reformuler certaines informations médicales ;
- orienter le patient vers d'autres professionnels :
  - le service social : un bilan social pour améliorer la qualité de vie du patient pendant les soins,
  - le psychologue ;
- informer sur les services rendus par les associations et les espaces de dialogue et d'information.

» Accès à une équipe impliquée dans les soins de support

Elle inclut le service social, le psychologue, le kinésithérapeute, le diététicien…

» Temps d'articulation avec la médecine de ville

Le médecin traitant doit être intégré dans le processus d'annonce car c'est souvent lui qui connaît le mieux le patient et ses proches. C'est également lui qui assurera les soins entre deux venues à l'hôpital.

Cette coordination avec la médecine de ville nécessite que :

- le médecin traitant soit informé en continu du diagnostic puis du projet et de l'évolution : cette information est délivrée par écrit par le médecin hospitalier mais aussi parfois par téléphone par un médecin ou l'IDE responsable du dispositif d'annonce;

- le médecin traitant doit pouvoir contacter 24 h/24 le service référent du malade en cas de problème à domicile. Pour cela, le médecin traitant doit disposer des coordonnées des médecins hospitaliers et de l'équipe soignante;
- le médecin traitant doit pouvoir hospitaliser son patient soit directement dans le service qui le suit soit, s'il n'y a pas de lit disponible, dans un service qui sera désigné par le service référent.

4 Surveillance

Surveillance en cours de traitement

» Suivi de l'efficacité

- Amélioration des symptômes, parfois retardée (1 mois voire plus après radiothérapie).
- Diminution du taux des marqueurs tumoraux.
- Examens radiologiques : réalisés généralement tous les 3 mois pendant une chimiothérapie, 3 à 6 mois après une intervention chirurgicale, 2 mois après la radiothérapie. L'efficacité de la chimiothérapie peut être évaluée par scanner en mesurant le diamètre de la ou des tumeur(s).

» Suivi de la tolérance des traitements

- État général et activité.
- Toxicité aiguë et cumulative des traitements.
- Tolérance psychologique : anxiété, dépression, révolte.
- Maintien de l'équilibre social, familial, professionnel.

Surveillance post-thérapeutique

Son principal objectif est de détecter précocement une rechute afin d'en améliorer le pronostic. Ce n'est cependant pas le seul.

» Diagnostic précoce des rechutes

Pour la majorité des cancers, les rechutes surviennent principalement dans les deux premières années. Pendant cette période la surveillance devra donc être très régulière : tous les 3 à 4 mois le plus souvent.

Elle pourra ensuite être espacée (tous les 6 mois jusqu'à la 5e année puis tous les ans) mais devra être poursuivie à vie.

Le diagnostic des rechutes repose avant tout sur l'examen clinique. L'indication des examens complémentaires est fonction du type de cancer. Dans certains cas, le dosage d'un marqueur tumoral peut être utile (voir Les marqueurs tumoraux, fiche 29).

» Diagnostic d'un 2e cancer

On recherche plus précisément les cancers dont le risque est augmenté du fait de l'exposition à des facteurs de risque ou d'un terrain particulier : cancers liés au tabagisme chez un patient ayant déjà présenté un cancer du poumon, cancer du sein controlatéral ou de l'ovaire après un premier cancer du sein...

» Diagnostic des séquelles des traitements

- Altération de la peau et des muqueuses par la radiothérapie.
- Après chimiothérapie : stérilité, ménopause précoce, hypertension artérielle, insuffisance cardiaque, fibrose pulmonaire.
- Cancer secondaire après radiothérapie et chimiothérapie.

» Réinsertion sociale

- Reprise de l'activité professionnelle ou des études.
- Relation avec l'entourage.

5 Prévention et dépistage des cancers

Prévention

Environ 40 % des cancers seraient évitables en agissant sur les facteurs de risque tels que le tabagisme, l'alcool et l'alimentation déséquilibrée.

» Cancers liés au tabac

- Respect de l'interdiction de fumer dans les lieux publics (loi Évin).
- Interdiction de la publicité pour le tabac.
- Prix élevé du tabac (taxes spécifiques), mesure dissuasive surtout efficace auprès des jeunes.
- Campagnes d'information « grand public » ou ciblées (adolescents).
- Aide au sevrage.
- Après 15 ans d'arrêt du tabac, l'excès de risque de cancer du poumon est divisé par 5.

» Modifications des habitudes alimentaires et règles hygiénodiététiques

Les recommandations suivantes de l'OMS diminuent le risque de cancer :

- consommation d'au moins 400 g de fruits et légumes par jour ;
- apport en graisse ne dépassant pas 35 % de l'apport énergétique total ;
- au moins 30 minutes d'activité physique par jour (marche rapide) ;
- indice de masse corporel maintenu entre 18,5 et 25 kg/m^2.

» Lutte contre les infections

- Prévention des infections sexuellement transmises.
- Vaccination contre l'hépatite B, les virus HPV oncogéniques responsables des cancers du col utérin, du canal anal et de certains cancers ORL.

Dépistage des cancers

» Définitions

Le *dépistage* du cancer consiste à réaliser un examen complémentaire à la recherche d'un cancer ou d'une lésion précancéreuse chez des patients qui ne présentent aucun symptôme.

En permettant le diagnostic de cancers très petits ou de lésions précancéreuses, le dépistage augmente les chances de guérison et autorise la réalisation de traitements peu mutilants (par exemple tumorectomie mammaire plutôt qu'ablation complète du sein).

On parle de dépistage systématique (ou de masse) lorsqu'il s'adresse à tous les individus d'une même classe d'âge.

En France, trois dépistages systématiques sont officiellement recommandés.

» Cancer du col de l'utérus

Le principe repose sur la détection de lésions précancéreuses (dysplasies) au niveau de la jonction endocol-exocol par la réalisation d'un examen cytologique (examen des cellules au microscope). Depuis 2019, l'examen cytologique peut être remplacé par la recherche des virus HPV oncogéniques, plus sensible.

Les lésions précancéreuses peuvent être traitées de façon efficace et peu mutilante (vaporisation laser ou conisation du col).

Le moyen de dépistage est le frottis cervico-utérin qui permet l'examen cytologique et la recherche d'HPV.

Celui-ci est recommandé chez les femmes asymptomatiques de 25 à 65 ans, incluant les femmes enceintes et les femmes ménopausées.

Entre 25 et 30 ans : c'est toujours l'examen cytologique qui est réalisé en première intention : deux examens cytologiques à 1 an d'intervalle, puis 3 ans après si le résultat des deux premiers est normal.

À partir de 30 ans : le test HPV est réalisé en première intention : 3 ans après le dernier examen cytologique dont le résultat était normal puis tous les 5 ans si le test reste négatif. L'examen cytologique reste indiqué en cas de test HPV positif.

La présence de cellules atypiques nécessite la réalisation d'une colposcopie avec biopsies du col.

Ce dépistage des lésions précancéreuses a permis d'obtenir une diminution de l'incidence des cancers (tumeurs infiltrantes) et de la mortalité.

» Cancer du sein

Le principe repose sur la détection de cancers infracliniques de très petites tailles ou de lésions précancéreuses (carcinome *in situ*, dysplasie sévère) dont le traitement pourra généralement être conservateur (tumorectomie plutôt que mastectomie) avec un pronostic bien meilleur que pour des lésions cliniques de plus grande taille.

Le moyen de dépistage est la mammographie bilatérale.

Les recommandations officielles sont de réaliser chez toutes les femmes sans facteur de risque particulier, une mammographie bilatérale tous les 2 ans, de 50 à 69 ans. Une prolongation jusqu'à 74 ans est recommandée pour les femmes ayant déjà réalisé des mammographies de dépistage. L'intérêt d'un dépistage plus précoce (avant 50 ans) n'est pas démontré.

La lecture des clichés doit être réalisée par deux radiologues (double lecture).

En cas d'image suspecte une biopsie radioguidée est réalisée.

» Cancer du côlon et du rectum

Le principe repose sur la détection de sang dans les selles, présent en quantité minime et invisible à l'œil nu. Ce saignement peut être provoqué par une lésion précancéreuse (polype adénomateux) ou un cancer.

La détection du sang se fait au moyen d'un test immunologique utilisant un anticorps qui va se fixer sur les globules rouges. Un test positif doit conduire à réaliser une coloscopie totale.

Les recommandations officielles sont de réaliser chez toutes les personnes sans facteur de risque particulier un test immunologique tous les 2 ans, de 50 à 74 ans.

Ce type de test diminue la mortalité par cancer.

6 Cancer du sein

Épidémiologie

» Incidence

À la fois le cancer le plus fréquent et la première cause de décès par cancer chez la femme : près de 59 000 nouveaux cas par an en 2018 en France et plus de 12 000 décès.

Au cours de sa vie, une femme sur 11 présentera un cancer du sein.

80 % des cas sont diagnostiqués après 50 ans.

» Prédisposition familiale

Environ 5 % des cancers du sein seraient attribuables à la transmission héréditaire d'un gène de susceptibilité.

Le gène le plus fréquemment en cause est BRCA1 et plus rarement de BRCA2. Environ, 75 % des femmes porteuses du gène muté présenteront un cancer du sein. Il existe également un risque accru de cancer de l'ovaire.

Une prédisposition génétique doit être suspectée devant :

- des antécédents familiaux de cancer du sein, surtout s'ils concernent la mère ou une sœur ;
- des antécédents personnels ou familiaux de cancer de l'ovaire ;
- un cancer survenu à un âge jeune (avant 40 ans) ;
- un cancer du sein bilatéral.

Une consultation d'oncogénétique est alors recommandée pour proposer une recherche du gène muté chez la patiente et sa famille (sœurs, filles).

Facteurs de risque non génétiques

- Nulliparité (aucune grossesse menée à terme) ou première grossesse menée à terme après l'âge de 30 ans.
- Le traitement hormonal substitutif de la ménopause, surtout si poursuivi plus de 10 ans.
- Une alimentation riche en graisse et pauvre en fruits et légumes.
- La surcharge pondérale.
- La consommation d'alcool et de tabac.
- L'allaitement prolongé plus de 6 mois diminue au contraire le risque de cancer du sein.

Anatomopathologie

Type histologique

Le cancer du sein est habituellement un adénocarcinome développé aux dépens du tissu glandulaire.

Le carcinome de type non spécifique (anciennement dénommé "canalaire infiltrant") en est le sous-type le plus fréquent. Le carcinome lobulaire est le deuxième type histologique en fréquence.

Extension

- Dans le sein : extension à la peau et au plan profond (paroi thoracique).
- L'atteinte ganglionnaire débute dans le creux axillaire de bas en haut puis peut atteindre le creux sus-claviculaire. L'atteinte des ganglions mammaires internes (entre les côtes, le long du bord du sternum) est également possible.
- Les métastases à distance (os, poumon, foie) sont rares au diagnostic mais peuvent apparaître plusieurs années après le traitement initial.

Diagnostic

Circonstances de découverte

- Le plus souvent, palpation par la patiente elle-même d'un nodule du sein, dur et indolore.

- De plus en plus fréquemment la tumeur est découverte sur une mammographie de dépistage et n'est pas palpable cliniquement.
- La tumeur peut être diagnostiquée à un stade plus avancé, soit parce qu'elle a été négligée par la patiente, soit du fait d'un développement très rapide : volumineuse tumeur déformant le sein, envahissant la peau et fixée à la paroi thoracique.
- Tumeur du sein inflammatoire apparue en quelques jours : sein augmenté de volume, rouge, chaud et douloureux. Il s'agit d'une forme de très mauvais pronostic.

» Diagnostic positif

La mammographie couplée à l'échographie

C'est l'examen radiologique de première intention devant un nodule du sein.

Elle est toujours bilatérale et comparative :

- peut montrer un aspect typique de cancer du sein. En cas d'aspect douteux, intérêt de contrôler la mammographie à 3 mois : une augmentation de taille est très évocatrice de cancer ;
- la mammographie recherche également des lésions infracliniques (non palpables) ;
- dans certains cas, elle peut être complétée par une IRM.

L'examen anatomopathologique

La biopsie de la tumeur est indispensable dans tous les cas. Elle peut se faire par voie percutanée sous anesthésie locale, guidée par la radiologie si elle n'est pas palpable. Elle :

- apporte le diagnostic de certitude ;
- précise le pronostic : degré de différenciation de la tumeur, fréquence des divisions cellulaires, grade... ;
- guide la thérapeutique en permettant la recherche de récepteurs pour les hormones (œstrogènes et

progestérone) et de la protéine HER2 sur les cellules cancéreuses.

Traitement

» Principes du traitement

Le traitement du cancer du sein localisé comprend généralement deux étapes :

- un traitement local permettant une éradication totale de la tumeur, qui associe chirurgie et radiothérapie ;
- un traitement systémique adjuvant qui vise à détruire les micrométastases non détectables et qui utilise la chimiothérapie et/ou l'hormonothérapie.

Les traitements locaux

La chirurgie

Deux types d'interventions chirurgicales sont possibles :

- *le traitement conservateur* : consiste à enlever uniquement la tumeur (tumorectomie). Ce type de traitement ne peut être réalisé que pour les petites tumeurs inférieures à 3 cm. L'examen histologique devra vérifier que la résection est complète (marges passant en zone saine) ;
- *la mammectomie* : c'est l'exérèse de la totalité de la glande mammaire. Une reconstruction mammaire pourra secondairement être proposée.

Dans le même temps, il est nécessaire de rechercher des cellules métastatiques dans les ganglions axillaires. Cela peut se faire de deux façons :

- ablation du ganglion « sentinelle », c'est-à-dire du premier ganglion du creux axillaire qui draine la tumeur. S'il n'est pas envahi, il n'est pas nécessaire d'enlever les autres ganglions ;
- exérèse de la plus grande partie des ganglions du creux axillaire : on parle de curage axillaire. Sa prin-

cipale complication est le lymphœdème du bras (œdème du bras, impotence, douleurs).

La radiothérapie

L'irradiation externe du sein (ou de la paroi thoracique en cas de mammectomie) et des aires ganglionnaires est généralement réalisée en postopératoire.

Ces principales complications sont :

- immédiates : érythème, épithélite exsudative au niveau du sillon sous-mammaire ;
- retardées : fibrose sous-cutanée responsable d'une déformation du sein, toxicité cardiaque si irradiation du sein gauche.

Les traitements systémiques

La chimiothérapie

- Réalisée après la chirurgie, elle diminue le risque de rechute et augmente les chances de guérison. On parle de chimiothérapie adjuvante.
- Elle peut également être réalisée avant la chirurgie : en diminuant le volume de la tumeur, elle va permettre de réaliser une chirurgie conservatrice du sein plutôt qu'une mastectomie. On parle de chimiothérapie néo-adjuvante.
- Lorsque des métastases sont présentes, elle permet d'améliorer les symptômes, de retarder la progression tumorale et d'améliorer la survie.
- Les médicaments les plus utilisés sont l'épirubicine, le docétaxel (*Taxotère*) et le paclitaxel (*Taxol*), le 5-fluorouracile et la capécitabine (*Xeloda*), l'éribuline (*Halaven*).

L'hormonothérapie

- Elle vise à empêcher l'action sur la tumeur des œstrogènes, produits en continu par l'organisme. Elle est indiquée lorsque des récepteurs aux œstrogènes ont été détectés dans la tumeur.

- Les effets secondaires sont liés à la carence en œstrogène : bouffées de chaleur, douleurs des articulations, ostéoporose, dyslipidémie.
- Les anti-œstrogènes visent à bloquer l'action des œstrogènes sur leur récepteur au niveau des cellules cancéreuses. Le tamoxifène a comme particularité de ne pas induire d'ostéoporose mais peut favoriser le cancer de l'endomètre. Le fulvestrant s'administre par injections intramusculaires et est indiqué uniquement au stade métastatique.
- Les anti-aromatases empêchent la formation des œstrogènes à partir des androgènes surrénaliens. Ils s'utilisent uniquement chez la femme ménopausée (*anastrozole, létrozole, exemestane*).
- Les agonistes de la LHRH induisent une ménopause chimique. Ils sont utilisés chez la femme non ménopausée, généralement en association avec une autre hormonothérapie.
- Les anti-CDK 4/6 : ce sont des thérapies orales qui renforcent l'effet de l'hormonothérapie. Ils sont utilisés dans les stades métastatiques.

Les thérapeutiques anti-HER2 : trastuzumab (Herceptin), Pertuzumab (Perjeta) et trastuzumab – emtansine (Kadcyla)

Il s'agit d'anticorps monoclonaux indiqués en association avec la chimiothérapie (trastuzumab et pertuzumab) ou seul (trastuzumab-emtansine) lorsque la tumeur exprime la protéine HER2 (voir fiche 51).

Le trastuzumab et le pertuzumab améliorent l'efficacité de la chimiothérapie.

» Principales indications

Cancer du sein localisé de petite taille (< 3 cm) : cas le plus fréquent

- Tumorectomie et recherche du ganglion sentinelle.
- Chimiothérapie adjuvante pendant 4 à 6 mois : indiquée s'il existe un facteur de mauvais pronostic. La

présence de métastases ganglionnaires axillaires est le facteur le plus important, d'autres facteurs pronostiques seront discutés en RCP.

- Radiothérapie sur le sein et les aires ganglionnaires.
- Trastuzumab en association avec la chimiothérapie si tumeur HER2+.
- Hormonothérapie pendant 5 à 10 ans si présence de récepteurs aux œstrogènes dans la tumeur.

Cancer du sein localisé de grande taille (> 3 cm)

- Si la patiente souhaite conserver son sein : chimiothérapie néo-adjuvante suivie d'une tumorectomie si la tumeur a suffisamment diminué.
- Si échec de la chimiothérapie néo-adjuvante : mastectomie.
- Les autres traitements sont identiques à ceux indiqués précédemment.
- En cas de cancer du sein inflammatoire : une chimiothérapie première est également indiquée, une mastectomie sera ensuite toujours pratiquée.

Cancer du sein métastatique

- *La chimiothérapie* : permet très souvent d'améliorer les symptômes et de prolonger la survie mais ne peut apporter la guérison. Elle sera combinée à des thérapies ciblées anti-HER2 si cette cible est exprimée dans la tumeur.
- L'*hormonothérapie* : traitement de première si la tumeur présente des récepteurs aux œstrogènes. Elle est systématiquement associée à un anti-CDK 4/6.
- La *radiothérapie* : indiquée pour soulager des douleurs, en particulier au niveau de métastases osseuses.
- *La chirurgie mammaire* : elle est parfois réalisée lorsque le traitement systémique a permis de bloquer de façon durable la maladie métastatique.

» Résultats des traitements

- Environ ¾ des patientes vont guérir de leur cancer du sein.

- Ce taux atteint presque 90 % lorsqu'il s'agit d'une petite tumeur (moins de 2 cm) sans atteinte des ganglions axillaires.
- Au stade métastatique, la chimiothérapie et l'hormonothérapie font passer l'espérance de vie médiane de quelques mois à près de 5 ans. Le pronostic reste cependant plus sombre lorsqu'aucune cible thérapeutique n'est retrouvée dans la tumeur (on parle de tumeur triple négative qui n'exprime ni les récepteurs hormonaux ni HER2).

Surveillance après traitement

Elle doit être poursuivie à vie et très régulière les 5 premières années.

La surveillance repose principalement sur l'examen clinique.

Le seul examen complémentaire indispensable est la mammographie qui doit être réalisée une fois par an pour détecter une tumeur dans le sein traité (si tumorectomie) et dans le sein controlatéral.

Conduite à tenir IDE

Spécifique du cancer du sein

Surveillance

COMPÉTENCE 4

- Douleurs, signes inflammatoires au niveau du sein.
- Tolérance psychologique : acceptation des traitements, attitude de l'entourage (conjoint ++).
- Après chirurgie : gonflement du bras évoquant un lymphœdème.
- Prise quotidienne de l'hormonothérapie.

Mesures préventives et hygiénodiététiques

COMPÉTENCE 5

Après mastectomie : proposition d'une prothèse mammaire externe.

En cours de radiothérapie *Compétence 3* :

- désinfection des lésions cutanées à l'éosine ;
- ne pas appliquer de crème pendant la radiothérapie.

Conseils après curage axillaire pour éviter l'apparition d'un lymphœdème *Compétence 5* :

- éviter du côté opéré :
  - le port de charge lourde,
  - les injections, les perfusions, la prise de tension artérielle,
  - les blessures : porter des gants pour le jardinage, la cuisine... ;
- désinfecter soigneusement toute blessure même très légère ;
- pas d'exposition au soleil avant un an, pas de bain de mer avant 6 mois ;
- sports possibles après 3 mois : natation, bicyclette.

Cancer du sein

Épidémiologie

Cancer fréquent, 1re cause de décès,
5 % cause héréditaire.
→ Prédisposition génétique.
→ Facteur de risque non génétique.

Allaitement > 6 mois = ↘ risque de cancer.

Diagnostic

Circonstance de découverte :
→ Autopalpation : nodule dur/indolore.
→ Mammographie de dépistage.
→ Tumeur négligée, cachée par la patiente.
→ Tumeur sein inflammatoire apparue en quelques jours.

Diagnostic positif :
→ Mammographie : 1re intention, bilatérale.
→ Examen cytologique.
→ Examen anatomopathologique.

Traitements

TTT locaux :
Chirurgie : conservateur (tumorectomie), mammectomie.
Radiothérapie : en postop.

Traitement systémique :
Chimio, hormonothérapie.

Indications

Cancer < 3 cm : tumorectomie + curage.
Cancer > 3 cm : chimio néo-adjuvante + tumorectomie.
Cancer inflammatoire : chimio + mastectomie.
Cancer métastatique : chimio, hormonothérapie, radiothérapie.

Surveillances

Douleurs,
signes inflammatoires.
Tolérance psychologique.
Après chirurgie.
Prise quotidienne
de l'hormonothérapie.
Mesures préventives.

7 Cancer de l'ovaire

Épidémiologie

Très rare avant 45 ans, concerne surtout les femmes âgées de 60 à 70 ans.

Formes familiales : mutations des gènes BRCA1 ou BRCA2 retrouvées dans 25 % des cas environ et associées à un risque très élevé de cancers de l'ovaire et du sein. Le cancer de l'ovaire survient alors souvent de façon plus précoce.

Anatomopathologie

» Type histologique

Dans 90 % des cas, il s'agit d'un adénocarcinome. Il en existe plusieurs sous types : séreux de haut grade, le plus fréquent, séreux de bas grade, mucineux, à cellules claires ou endométrioïde.

» Extension

Les cellules de cancer de l'ovaire vont fréquemment essaimer dans la cavité péritonéale : elles vont alors entraîner la formation de multiples tumeurs sur le péritoine, on parle de carcinose péritonéale.

La carcinose péritonéale entraîne une ascite et peut se compliquer d'une occlusion digestive et d'une dénutrition.

Les cellules cancéreuses peuvent aussi se propager au niveau des ganglions pelviens et le long de l'aorte. Les métastases viscérales sont plus rares.

Diagnostic

» Circonstances de découverte

Un cancer limité aux ovaires est le plus souvent asymptomatique et découvert de façon fortuite. Il peut entraîner des douleurs ou une sensation de pesanteur pelvienne.

Les signes cliniques apparaissent généralement uniquement au stade de carcinose péritonéale :

- douleurs abdominales ;
- augmentation du volume abdominal (ascite) ;
- troubles digestifs : vomissements, anorexie, parfois occlusion digestive.

» Diagnostic positif

- Les examens radiologiques, échographie, IRM et scanner, sont demandés en première intention. Ils vont apporter des arguments pour le diagnostic de cancer de l'ovaire et rechercher des signes de carcinoses péritonéales.
- Cependant, la certitude de malignité ne peut être affirmée que par l'examen anatomopathologique.
- Toute masse ovarienne suspecte impose de réaliser une cœlioscopie qui va permettre la réalisation d'une annexectomie. Des biopsies des lésions suspectes sur le péritoine seront réalisées dans le même temps. Une biopsie percutanée n'est indiquée qu'en cas de carcinose péritonéale mais jamais lorsque la tumeur paraît localisée à l'ovaire.

» Bilan d'extension

- Il repose sur le scanner, mais la carcinose péritonéale n'est pas toujours visible. Là encore, c'est la cœlioscopie qui permettra un bilan d'extension précis.
- Marqueur tumoral : le CA125. Un taux élevé dans le sang ne permet pas d'affirmer le diagnostic de cancer de l'ovaire. Il peut en effet être augmenté par toute cause d'ascite (infection, cirrhose...). Cependant, il doit toujours être dosé avant l'intervention car l'évolution de son taux permettra de suivre l'efficacité des traitements.

Traitement

» Principes du traitement

Le traitement chirurgical

C'est l'étape la plus importante du traitement du cancer de l'ovaire, quel que soit le stade.

Dans un premier temps, une cœlioscopie est pratiquée : elle permet de confirmer le diagnostic par la réalisation de biopsie, de faire un bilan d'extension sur le péritoine et les organes de voisinage (rectum, intestin grêle, vessie...) et enfin de juger si les lésions sont résécables dans leur totalité.

L'exérèse tumorale est réalisée dans un 2e temps par laparotomie médiane et comprend systématiquement :

- annexectomie bilatérale et hystérectomie ;
- ablation du grand épiploon, c'est l'omentectomie ;
- appendicectomie ;

De plus, en cas de carcinose péritonéale, il faudra faire l'ablation des nodules péritonéaux. Il peut être nécessaire de réséquer un segment de côlon ou d'intestin grêle. Une stomie digestive temporaire est alors parfois réalisée.

L'exérèse des ganglions pelviens et lombo-aortiques (curage) est réalisée uniquement s'ils paraissent envahis.

Si une chirurgie complète n'est pas possible d'emblée (carcinose péritonéale très étendue, état général très altéré), elle sera tentée après 3 à 4 cycles de chimiothérapie.

» Les traitements systémiques

La chimiothérapie par voie intraveineuse

C'est le traitement de référence en complément de la chirurgie. Le cancer de l'ovaire est considéré comme chimiosensible. Les deux médicaments actuellement utilisés en première intention sont un sel de platine (le carboplatine) et le paclitaxel (*Taxol*). Le bévacizumab (*Avastin*) est un anticorps monoclonal anti-angiogénique. Il est indiqué en cas de carcinose péritonéale en association avec la chimiothérapie puis seul pendant un an pour diminuer le risque de rechute.

» L'inhibiteur de PARP (olaparib ou niraparib)

C'est une thérapie orale qui se prend pendant 2 à 3 ans après la chimiothérapie pour diminuer le risque de récidive. Son indication repose sur l'analyse moléculaire de la tumeur : il est spécialement efficace en cas de mutation de BRCA1 ou 2 ou d'un nombre élevé d'altérations du génome.

» Principales indications

- La chirurgie doit être le premier temps du traitement chaque fois qu'elle est possible.
- La chimiothérapie postopératoire est presque toujours indiquée. L'exception concerne certaines tumeurs localisées à l'ovaire sans aucune extension.
- En cas de carcinose péritonéale très étendue non résécable en totalité : réalisation de 3 cycles de chimiothérapie, puis si elle est efficace, chirurgie d'exérèse. La chimiothérapie est poursuivie en postopératoire.

» Résultats des traitements

Le pronostic des formes étendues au péritoine, les plus fréquentes, reste mauvais malgré l'efficacité initiale de la chimiothérapie. La survie à 5 ans est de l'ordre de 35 %. Le fait que la chirurgie initiale ait été complète est un élément favorable.

En cas de rechute, il est possible de réaliser une nouvelle chimiothérapie mais l'efficacité est souvent moindre. Une nouvelle chirurgie peut également être indiquée.

Surveillance

Elle repose sur l'examen clinique et le dosage du CA125. Celui-ci se normalise après traitement efficace. Une remontée du taux peut être le signe d'une récidive.

Conduite à tenir IDE

Surveillance

COMPÉTENCE 4

» Augmentation du volume de l'abdomen.

» Signes d'occlusion : vomissements, douleurs abdominales, arrêt des selles et des gaz.

» Poids, fonte musculaire.

Actions à mener

» Prévention des complications thromboemboliques *Compétence 2* :
- lever précoce ;
- port de bas de contention.

» Soins de colostomie, éducation de la patiente *Compétence 5*.

Cancer de l'ovaire

Épidémiologie

Rare avant 45 ans.
Formes familiales (25 % des cas).
Touche femmes 60-70 ans.

Surveillances

Examen clinique.
Dosage CA125 :
⇒ normalisation = TTT efficace,
⇒ si ↗ = récidive.
↗ volume abdominal
Signe occlusion.
Poids, fonte musculaire.

Indications

Chirurgie → 1er temps si possible.
Chimio postop → toujours indiqué.
Si carcinose :
⇒ 3 cycles chimio puis chirurgie exérèse, chimio en postop.

Diagnostic

Circonstance de découvertes :
signes cliniques
→ Douleurs abdominales.
→ Augmentation du volume abdominal.
→ Troubles digestifs.

Diagnostic positif :
→ Examens de 1re intention : radiologiques, échographie et/ou scanner.
→ Certitude de malignité
→ anatomopathologique.

Bilan d'extension :
scanner, marqueurs tumoraux.

Traitements

Chirurgicale : étape importante.
1er temps : cœlioscopie ⇒ confirme le diagnostic.
2e temps : exérèse tumorale.
Systémique : chimio IV, thérapies ciblées.

8 Cancer du col de l'utérus

Épidémiologie

Le principal facteur causal est l'infection cervico-vaginale par le *Human Papillomavirus* (HPV). L'infection à HPV est sexuellement transmise, ce qui explique que le cancer du col est inexistant chez la femme vierge.

En France, la fréquence du cancer du col de l'utérus a considérablement diminué grâce au dépistage des lésions précancéreuses par le frottis cervicovaginal. Il reste cependant très fréquent dans les pays en voie de développement.

L'âge médian au diagnostic est de 53 ans.

Anatomopathologie

» Lésions précancéreuses

Le virus HPV est responsable d'altérations de la muqueuse, appelées dysplasies. Ces dysplasies peuvent évoluer après plusieurs années vers le cancer.

» Type histologique

Il s'agit le plus souvent d'un *carcinome épidermoïde*, plus rarement d'un adénocarcinome

» Extension

Elle est surtout locorégionale :

- extension aux organes de voisinage : vagin, paramètres (espace cellulograisseux situé de part et d'autre de l'utérus par où cheminent les uretères), corps de l'utérus, uretères, vessie, rectum ;
- métastases ganglionnaires fréquentes : pelviennes, puis le long de l'aorte et de la veine cave ;
- les métastases viscérales sont plus rares.

Diagnostic

» Circonstances révélatrices

Anomalies sur le frottis cervicovaginal de dépistage

La présence de cellules anormales au frottis ne permet pas de trancher entre dysplasie ou véritable cancer. Il est nécessaire de faire un examen du col à la loupe binoculaire pour détecter une toute petite tumeur : c'est la colposcopie.

Les métrorragies

Saignement vaginal survenant en dehors des règles, c'est le signe révélateur le plus fréquent. Elles sont parfois provoquées par les rapports sexuels.

Signes témoignant d'une tumeur avec extension aux organes de voisinage

- Douleurs pelviennes, parfois à type de sciatique : peuvent être très intenses et nécessitées des antalgiques majeures.
- Insuffisance rénale par compression des uretères, secondaire à l'envahissement des paramètres.
- Occlusion digestive.

» Diagnostic positif

Biopsie du col à la pince, éventuellement sous colposcopie si tumeur invisible à l'œil nu.

» Bilan d'extension

Examen clinique pelvien (toucher vaginal et rectal) sous anesthésie générale.

L'IRM permet de préciser l'extension aux organes de voisinage et la présence de ganglions augmentés de volume.

L'atteinte ganglionnaire est recherchée par un TEP-scan au 18FDG et/ou un curage ganglionnaire lombo-aortique sous cœlioscopie.

Principes du traitement

» La chirurgie

- *La conisation* : consiste à enlever une partie du col de l'utérus, c'est le traitement des dysplasies et des cancers du col très localisés.
- *La colpohystérectomie élargie* est l'intervention de référence. Elle est associée à un curage ganglionnaire pelvien. Outre l'utérus et les ganglions pelviens, elle enlève l'extrémité supérieure du vagin et les paramètres.

» La radiothérapie

La curiethérapie

Elle consiste à placer directement au contact du col une source radioactive. Ces sources radioactives sont mises en place sous anesthésie générale et laissées en place de quelques heures à quelques jours. Pendant le temps du traitement, la patiente est maintenue dans une chambre plombée.

La radiothérapie externe

Elle consiste à irradier le col de l'utérus ainsi que les organes adjacents et les ganglions pelviens.

Principales séquelles (voir fiche 34) : urinaires (mictions fréquentes, fuites) ou digestives (diarrhée, rectorragies, besoins impérieux), sécheresse, voire sténose vaginale.

» La chimiothérapie

On utilise principalement le cisplatine en association avec la radiothérapie pour augmenter son efficacité.

» Principales indications

Cancers localisés au col de petite taille (moins de 4 cm)

Colpohystérectomie élargie, parfois suivie d'une curiethérapie.

Cancers volumineux (4 cm ou plus) ou étendus aux organes de voisinage ou associés à une atteinte ganglionnaire

Administration concomitante d'une radiothérapie externe et d'une chimiothérapie par cisplatine.

» Prévention

La vaccination permet de prévenir l'infection persistante par les HPV. Pour un maximum d'efficacité, elle doit être réalisée avant la survenue d'une première contamination, et donc avant les premiers rapports sexuels.

Depuis janvier 2021, la Haute Autorité de santé (HAS) recommande la vaccination par le Gardasil 9 (dirigé contre 9 types d'HPV) des filles et des garçons de 11 à 14 ans et en rattrapage vaccinal entre 15 et 19 ans révolus.

» Résultats des traitements

Dans les formes localisées, le taux de survie à 5 ans est proche de 90 %.

Il est beaucoup moins bon dans les formes avancées.

Conduite à tenir IDE

Surveillance

COMPÉTENCE 4

Elle a principalement pour objectif de dépister des récidives pelviennes. Elle est basée sur l'examen clinique et l'interrogatoire.

- Métrorragies.
- Douleurs pelviennes et sciatiques.
- Fistule recto- ou vésicovaginale.
- Anurie (obstruction urétérale).

Actions à mener

- Proposer un dépistage des maladies sexuellement transmises : virus HIV et de l'hépatite B, syphilis... *Compétence 5*
- Risque d'insuffisance rénale par obstruction des uretères : contrôle de la créatinine avant une injection d'iode *Compétence 4*.
- Évaluation et surveillance des métrorragies : signes d'anémie (pâleur, dyspnée, tachycardie), nombre de changes par jour.
- Évaluation de la douleur.
- Prévention des complications thromboemboliques *Compétence 2* :
  - lever précoce ;
  - port de bas de contention.

Cancer col de l'utérus

Épidémiologie

Facteur causal :
infection cervicovaginale par le HPV.
Survient vers 35-50 ans.

Surveillances

Objectif : dépister récidive.
Examen clinique et frottis régulier.
Métrorragie, douleur pelvienne et sciatique, fistule recto- ou vésicovaginale, anurie.

Indications

Cancer < 4 cm : colpohystérectomie, ± curiethérapie.
Cancer > 4 cm ou *étendue* ou *atteinte ganglionnaire* : radiothérapie externe + chimio.

Diagnostic

Circonstances révélatrices :
- → Anomalies frottis cervicovaginal.
- → Metrorragies.
- → Signes témoignant tumeur.

Diagnostic positif :
- → Biopsie sous colposcopie si possible.

Bilan d'extension :
- → Examen pelvien.
- → Scan abdominopelvien et IRM.
- → TEP-scan.

Traitements

Chirurgie.
Radiothérapie externe.
Chimiothérapie.

9 Cancer de l'endomètre

Épidémiologie

Il survient le plus souvent chez une femme ménopausée, âgée de plus de 60 ans.

Facteurs de risque :

- la surcharge pondérale, observée chez 50 % des patientes, explique la fréquence des comorbidités associées (diabète, hypertension artérielle...) ;
- le manque d'activité physique ;
- le tamoxifène : hormonothérapie prescrite dans le cancer du sein, elle augmente le risque de cancer de l'endomètre.

Anatomopathologie

» Type histologique

Les tumeurs de l'endomètre sont développées à partir de la muqueuse : il s'agit d'adénocarcinomes. Le sous-type le plus fréquent est le carcinome endométrioïde.

» Extension

Tumeurs d'évolution lente qui restent longtemps localisées.

Elles s'étendent secondairement vers les organes de voisinage (col de l'utérus, ovaires, rectum...), au péritoine et aux ganglions pelviens.

Les métastases viscérales sont rares.

Diagnostic

» Circonstances révélatrices

Le plus souvent : métrorragies spontanées, non douloureuses, minimes.

Toute métrorragie chez une femme ménopausée doit faire rechercher un cancer de l'endomètre.

» Diagnostic positif

Il nécessite des biopsies de l'endomètre. Elles sont idéalement réalisées au cours d'une hystéroscopie diagnostique sous anesthésie générale permettant de visualiser les lésions.

» Bilan d'extension

L'extension locorégionale est au mieux appréciée par l'IRM du pelvis.

» Bilan du terrain

Étape importante compte tenu de la fréquence des comorbidités :

- prise de la pression artérielle ;
- bilan cardiaque (ECG, voire échographie cardiaque...) ;
- recherche d'un diabète.

Traitement

» Principes du traitement

La chirurgie

C'est l'étape principale du traitement.

Il s'agit d'une hystérectomie totale avec annexectomie bilatérale, réalisée par voie cœlioscopique. Les curages ganglionnaires pelvien et lombo-aortique ne sont pas systématiques mais réalisés uniquement s'il existe des facteurs de mauvais pronostic.

La radiothérapie

- *La curiethérapie* du fond vaginal après chirurgie prévient les rechutes locales.
- *La radiothérapie* externe pelvienne.

» Traitement des formes localisées à l'utérus

Situation la plus fréquente.

Chirurgie suivie d'une curiethérapie du fond vaginal et d'une radiothérapie externe s'il existe des facteurs de mauvais pronostic.

Une chimiothérapie est plus rarement nécessaire, s'il existe des facteurs d'agressivité tumorale.

» Résultats des traitements

Le pronostic des formes localisées est très bon : 90 % de survie à 5 ans.

Conduite à tenir IDE

Surveillance

COMPÉTENCE 4

Elle est essentiellement clinique, reposant sur un examen gynécologique régulier.

- Métrorragies : abondance, retentissement fonctionnel (asthénie, pâleur, tachycardie).
- Douleurs pelviennes.
- Pression artérielle, glycémie (terrain obèse).

Actions à mener

Prévention des complications thromboemboliques

Compétence 2 :

- lever précoce ;
- port de bas de contention.

Surveillance du diabète.

Cancer de l'endomètre

Épidémiologie

Femme ménopausée > 60 ans.
Fact. de risque :
- Obésité.
- TTT hormonal sub. ménopause.
- Tamoxifène.

Diagnostic

Circ. de révélation :
→ Métrorragies spontanées non doul. minimes.

Bilan d'extension :
IRM pelvis.

Bilan terrain :
→ PA.
→ Bilan card.
→ Recherche diab.

Surveillances

Examen clinique.
Examen gynéco régulier :
- Métrorragie.
- Douleur pelvienne.
- PA.
- Glycémie.

Traitements/indications

Chirurgie :
→ Hystérectomie totale + annexectomie bilatérale.
→ Curage ganglionnaire pelvien + lombo-aortique.

Radiothérapie :
→ Curiethérapie du fond vaginal.
→ Radiothérapie externe.

10 Cancers du côlon et du rectum

Épidémiologie

Ce sont les cancers digestifs les plus fréquents en France et dans les pays développés.

Le siège est colique dans 60 % des cas et rectal dans 40 %.

L'âge médian au diagnostic est de 70 ans.

» Facteurs de risque

- Alimentation riche en graisses et pauvre en fibres, fruits et légumes.
- Antécédent personnel de polype adénomateux du côlon ou du rectum.
- Colite inflammatoire : rectocolite hémorragique surtout.
- Formes familiales : 2 à 5 % des cancers colorectaux sont liés à la transmission d'une susceptibilité génétique.
- Polypose adénomateuse familiale : des centaines d'adénomes apparaissent sur tout le cadre colique dès la puberté et conduisent inexorablement à la survenue d'un cancer.
- Syndrome de Lynch : les sujets atteints présentent un risque majeur de cancer, le plus souvent du côlon droit, sans polypose préalable. Il existe aussi un risque augmenté d'autres cancers (endomètre, cavités excrétrices rénales...).

Anatomopathologie

» Type histologique

Les tumeurs colorectales sont développées à partir de l'épithélium glandulaire. L'histologie prédominante est donc l'adénocarcinome, appelé *lieberkuhnien*.

» Extension

Dans la majorité des cas, le cancer colorectal fait suite à un polype préexistant.

La progression tumorale se fait :

- *localement* : à travers la paroi colorectale vers les organes de voisinage et le péritoine (carcinose péritonéale). L'extension locale est plus fréquente dans les cancers du rectum du fait de l'étroitesse du pelvis : vessie, utérus, sphincter anal ;
- *par voie lymphatique* vers les ganglions régionaux : ganglions péricoliques et périrectaux ;
- *par voie sanguine* : l'organe le plus souvent atteint est le foie, *via* la circulation porte.

Diagnostic

» Circonstances de découverte

Dépistage systématique

La recherche de sang dans les selles par le test *immunogénique* doit amener à la réalisation d'une coloscopie. Celle-ci peut découvrir un polype ou un cancer asymptomatique et généralement de petite taille.

Saignement digestif

- Symptôme le plus classique mais qui n'est pas toujours présent.
- À type de rectorragie (sang rouge) le plus souvent.
- *Melenæ* (sang noir « digéré ») dans le cancer du côlon droit.

- Peut passer inaperçu et se révéler finalement par une anémie par carence en fer.

Modifications récentes du transit

- Constipation ou diarrhée.
- Le caractère récent doit faire rechercher un cancer du côlon.

Manifestations spécifiques aux tumeurs rectales

- Selles glairosanglantes.
- Faux besoins.
- Contractions rectales douloureuses.

Complications révélatrices

- Occlusion digestive par une tumeur colique sténosante.
- Péritonite par perforation de la tumeur ou du côlon.

Symptômes traduisant une forme avancée

- Douleurs abdominales, augmentation du volume de l'abdomen (ascite).
- Altération de l'état général, amaigrissement...

» Diagnostic positif

La coloscopie totale (du rectum au cæcum) est l'examen de référence en cas de suspicion de tumeur colorectale :

- permet l'ablation de polype ;
- permet la biopsie d'un cancer : l'examen anatomopathologique est indispensable pour affirmer le diagnostic.

» Bilan d'extension

- Recherche de métastases : scanner thoracique et abdominopelvien.
- Évaluation de l'extension locale pour les cancers du rectum : IRM et échographie endoscopique.

Traitement

» Principes du traitement

La chirurgie

C'est généralement le premier temps du traitement.

Elle se fait par laparotomie médiane ou de plus en plus souvent, par cœlioscopie.

Exérèse de la tumeur primitive avec des marges de côlon et rectum sains : hémicolectomie droite pour une tumeur du côlon droit, proctectomie pour un cancer du rectum…

Les deux segments digestifs sont raccordés par une anastomose généralement réalisée dans le même temps.

L'ablation de la tumeur est associée à l'exérèse des ganglions satellites.

Cas particulier du cancer du bas rectum : lorsqu'il est bas situé et très proche (moins d'1 cm) du sphincter anal, celui-ci doit être enlevé dans le même temps. Dans ce cas, on réalise une amputation abdominopérinéale enlevant le rectum et le canal anal. Une colostomie (généralement iliaque gauche) définitive est mise en place.

Complications : phlébite/embolie pulmonaire, infection, bride (responsable d'une occlusion), désunion anastomotique (responsable d'une péritonite). En cas de chirurgie rectale : troubles urinaires (rétention urinaire, incontinence) et impuissance.

La radiothérapie

Elle est indiquée dans les cancers du rectum pour diminuer le risque de rechute locale. Elle est généralement réalisée avant l'intervention chirurgicale.

Complications : urinaires (brûlures urinaires, fistule rectovésicale) ou digestives (diarrhée, rectorragies, sténose rectale).

Traitements systémiques

La chimiothérapie

Le principal cytotoxique utilisé est le 5-fluoro-uracile, généralement associé à l'acide folinique qui en augmente l'efficacité. Il est le plus souvent administré en perfusion de 48 heures toutes les deux semaines (protocole LV5FU2).

Actuellement, deux autres cytotoxiques ont prouvé leur efficacité en association avec le 5FU : l'oxaliplatine (protocole *Folfox*), et l'irinotécan (*Folfiri*). Les trois médicaments peuvent également être associés (*Folfirinox*) (voir fiche 43).

Thérapeutiques ciblées

Anticorps inhibiteurs du récepteur de l'EGF (cétuximab : *Erbitux;* panitumumab : *Vectibix*) et l'angiogenèse tumorale (bévacizumab : *Avastin*) : augmentent l'efficacité de la chimiothérapie. Ils sont utilisés uniquement en phase métastatique. L'indication de l'anti-EGF-R est dépendante de l'analyse moléculaire de la tumeur (une mutation de l'oncogène Ki-RAS est responsable d'une absence d'efficacité de ce médicament qui n'est alors pas indiqué).

» Indications des traitements

Cancer colique non métastatique

Traitement chirurgical suivi d'une chimiothérapie adjuvante par 5FU, acide folinique et oxaliplatine s'il existe une atteinte ganglionnaire (principal facteur de mauvais pronostic).

Cancer rectal non métastatique

La chirurgie peut être précédée d'une radiothérapie.

Les tumeurs situées à moins d'1 cm du sphincter anal justifient une amputation abdominopérinéale.

Cancer métastatique

La chimiothérapie est le traitement de référence. Elle peut être associée à un anti-EGF-R (fonction de l'analyse moléculaire de la tumeur) ou au bévacizumab (*Avastin*) pour en augmenter l'efficacité.

La tumeur primitive peut être laissée en place si le patient est asymptomatique.

L'exérèse chirurgicale de métastases hépatiques peu nombreuses améliore le pronostic : elle peut être réalisée soit d'emblée, soit après réduction tumorale par une chimiothérapie.

» Résultats des traitements

Stades localisés

80 % de survie à 5 ans en l'absence d'envahissement ganglionnaire, 60 % si les ganglions sont atteints.

Stades métastatiques

La chimiothérapie et la chirurgie des métastases font passer l'espérance de vie médiane de quelques mois à environ 3 ans.

Certains patients opérés de leurs métastases hépatiques peuvent avoir des survies très prolongées (plus de 10 ans).

Surveillance

Elle a pour but de détecter précocement une récidive mais aussi un 2e cancer du côlon. Outre l'examen clinique, elle comprend donc :

- une exploration du foie par échographie et un dosage du marqueur tumoral ACE ;
- la coloscopie à réaliser tous les 3 à 5 ans, ou plus fréquemment en cas de polype.

Conduite à tenir IDE

Surveillance

COMPÉTENCE 4

- Saignement digestif : importance, retentissement fonctionnel.
- Occlusion digestive : nausées-vomissements, ralentissement voire arrêt des matières et des gaz, douleurs abdominales.
- Dénutrition, cachexie.

Actions à mener

- Prévention des complications thromboemboliques *Compétence 2*.
- Éducation des patients pour la prise en charge d'une colostomie *Compétence 5*.

Cancers côlon et rectum

Épidémiologie

Âge de diag. : 70 ans
Plus fréquents en France et dans les pays développés.
Le siège est colique dans 60 % des cas et rectal dans 40 %.

Facteurs de risque :
- Alim. riche en graisse, pauvre en fibre.
- ATCD de polype adénomateux.
- Colite inflammatoire.
- Formes familiales : 2 à 5 %.
- Polypose adénomateuse fam.
- Sd de Lynch.

Diagnostic

Circ. de découverte :
→ Dépistage systématique.
→ Saignement dig.
→ Modif. récente transit.
→ Manif. spé. T.
→ Compli. révéltarice.
→ Sympt. forme avancée.

Diag. + : coloscopie.

Bilan extension : scan tho et abdopelv.

Évaluation extension locale :
IRM , écho-endoscopique.

Surveillances

Saignement digestif.
Occlusion digestif.
Dénutrition, cachexie.

Indications

Cancer colique non métastatique : chirurgie + chimiothérapie.
Cancer rectal non métastatique : ± radiothérapie + chirurgie.
Cancer métastatique : chimiothérapie.

Traitements

Chirurgie.
Radiothérapie.
Chimiothérapie.

11 Cancer de l'estomac

Épidémiologie

Les principaux facteurs de risque sont :

- nutritionnels : l'alimentation salée ou fumée, la faible consommation de vitamines A et C. Du fait de la modification des habitudes alimentaires, la fréquence du cancer de l'estomac diminue en France et dans les autres pays développés ;
- inflammation gastrique chronique, en particulier provoquée par une bactérie, *Helicobacter pylori* ;
- le cancer du cardia (partie supérieure de l'estomac qui fait la jonction avec l'œsophage) est en augmentation et est favorisé par le tabac.

Anatomopathologie

» Type histologique

Il s'agit généralement d'un adénocarcinome.

Une forme particulière : la linite gastrique qui touche des sujets jeunes. C'est une infiltration diffuse et massive de la paroi gastrique. Elle est de très mauvais pronostic.

» Extension

- De la superficie vers la profondeur de la paroi gastrique.
- Extension par contiguïté aux organes de voisinage (pancréas, côlon, rate...) et au péritoine (carcinose péritonéale).
- Dissémination ganglionnaire par les vaisseaux lymphatiques.
- Métastases viscérales : surtout hépatiques.

Diagnostic

» Circonstances de découverte

Syndrome tumoral

- Douleurs non spécifiques pouvant faire évoquer à tort un ulcère.
- Vomissements postprandiaux traduisant une sténose de l'estomac.
- Hémorragie : peut passer inaperçue et se révéler par une anémie par carence martiale.

Syndrome cachectique

Très fréquent : perte de poids, anorexie, fatigue.

» Diagnostic positif

Il se fait par l'endoscopie digestive haute permettant de faire une biopsie de la tumeur.

» Bilan d'extension

- Pour apprécier le degré d'envahissement de l'estomac et la présence de ganglions : échographie endoscopique et scanner.
- Pour l'extension aux organes de voisinage et à distance : scanner thoracique et abdominopelvien.

» Évaluation de l'état nutritionnel

- Évaluation des apports alimentaires quotidiens.
- Poids actuel et poids « de forme », c'est-à-dire avant le début des symptômes.
- Pourcentage d'amaigrissement : (poids de forme – poids actuel) ×100/poids de forme. Un amaigrissement de plus de 10 % en 6 mois traduit une dénutrition.

Traitement

» Principes du traitement

La chirurgie

- C'est le seul traitement curatif mais elle n'est pas possible chez la moitié des patients du fait de l'importance de l'extension.
- L'intervention la plus habituelle est la gastrectomie totale (ablation de tout l'estomac) associée à l'ablation des ganglions satellites.
- Dans les cancers du cardia, une partie de l'œsophage est également enlevée (œsogastrectomie).
- En cas de tumeur très volumineuse, il peut être nécessaire de faire l'ablation de la rate, du côlon transverse...
- La gastrectomie entraîne des séquelles importantes qui vont gêner et entraîner une perte de poids :
  - *syndrome du petit estomac* : la satiété est rapidement atteinte, les patients présentent des ballonnements et des douleurs postprandiales ;
  - *dumping syndrome* : sueurs, vertiges, palpitations, diarrhée survenant quelques minutes à quelques heures après le repas ;
  - carence en vitamine B12 nécessitant un apport par injection intramusculaire tous les 3 mois.

La chimiothérapie

Elle repose principalement sur le 5FU, les sels de platine (cisplatine ou oxaliplatine) et les taxanes.

Elle est utilisée dans les formes métastatiques et dans les tumeurs volumineuses avant la chirurgie.

Prise en charge palliative

En cas de tumeur inextirpable et sténosante, on réalise une jéjunostomie permettant la réalisation d'une alimentation entérale.

» Principales indications

Petite tumeur sans atteinte ganglionnaire

Gastrectomie seule.

Tumeur volumineuse ou associée à une atteinte ganglionnaire

Chimiothérapie première puis gastrectomie et reprise de la chimiothérapie en postopératoire. Une radiochimiothérapie postopératoire peut parfois être indiquée.

Tumeur métastatique

Pas d'indication à la chirurgie. Le traitement repose sur la chimiothérapie. Il existe parfois une surexpression de HER2 : comme dans le cancer du sein, l'anticorps monoclonal trastuzumab (*Herceptin*) est alors indiqué pour augmenter l'effet de la chimiothérapie.

» Résultats des traitements

Le pronostic reste globalement mauvais du fait du diagnostic souvent tardif : la survie à 5 ans n'est que de 15 %.

Conduite à tenir IDE

Surveillance

COMPÉTENCE 4

- Dénutrition.
- Difficultés d'alimentation : dysphagie, douleurs, vomissements postprandiaux.

Actions à mener

- Prévention des complications thromboemboliques *Compétence 2*.
- Adapter l'alimentation : alimentation mixée voire liquide en cas de dysphagie, fractionnement des repas *Compétence 3*.
- Conseils au patient gastrectomisé *Compétence 5* :
  - prévention du syndrome du petit estomac : fractionner les prises alimentaires sur la journée en prévoyant 6 à 8 repas ou collations par jour et ne pas boire pendant les repas ;
  - prévention du *dumping syndrome* : limiter les sucres d'absorption rapide et privilégier les sucres lents (pains, pâtes).
- Vérifier que le patient reçoit bien une injection de vitamine B12 tous les 3 mois *Compétence 4*.

Cancer estomac

Épidémiologie

Fact. de risque :
- Nutritionnels.
- Inflammation gastrique chronique.
- K. cardia en augmentation fav. tabac.

Indications

Petite T. sans ganglion : gastrectomie seule.

T. vol. ou atteinte ganglionnaire : chimio puis gastrectomie puis chimio PO, radiochimio PO (indication possible).

T. métastasé : chimio.

Diagnostic

Circ. de découverte :
→ Sd tumoral.
→ Sd cachectique.

Diag. + : endoscopie dig. haute + biopsie de la T.

Bilan extension :
→ écho endo. + scan ⇒ Degré envahissement.
→ Scan tho + abdopelv ⇒ Extension org. voisin.

Évaluation état nutritionnel.

Traitements

Chirurgie.
Chimiothérapie.
PEC palliative.

12 Cancer de l'œsophage

Épidémiologie/anatomie pathologie

Il existe deux types histologiques de cancer de l'œsophage aux facteurs de risque différents.

» Le carcinome épidermoïde

C'est le plus fréquent. Il est lié principalement à la combinaison d'une intoxication alcoolique et tabagique. Il existe une très forte prédominance masculine.

Il est souvent associé aux autres cancers dus à l'intoxication alcoolotabagique : pharynx, larynx, et poumon.

» L'adénocarcinome de l'œsophage

Il survient dans la partie inférieure de l'œsophage. Il est dû au reflux de l'acidité gastrique dans l'œsophage. Le reflux gastro-œsophagien chronique modifie la muqueuse (on parle d'endobrachyœsophage) qui va secondairement se cancériser.

Histoire naturelle

L'évolution locorégionale est rapide, et fait toute la gravité du cancer de l'œsophage :

- extension longitudinale le long du tube œsophagien ;
- extension intraluminale obstruant rapidement la lumière de l'œsophage et responsable d'une dysphagie ;
- extension vers les organes du médiastin : arbre trachéobronchique, plèvre, aorte, péricarde.

Métastases ganglionnaires fréquentes : médiastinales puis cervicales ou abdominales.

Les métastases viscérales et osseuses sont rares.

Diagnostic

» Circonstances de découverte

Lors d'une endoscopie de surveillance

Chez un patient ayant un endobrachyœsophage lié à un reflux gastro-œsophagien chronique.

La dysphagie

Symptôme le plus fréquent, dû à l'obstruction de la lumière de l'œsophage par la tumeur.

Il s'agit d'une sensation de blocage du bol alimentaire : d'aggravation progressive, d'abord simple gène à la déglutition des aliments solides, elle évolue vers l'impossibilité complète de s'alimenter (aphagie).

Elle est responsable d'un amaigrissement.

Symptômes traduisant l'extension locorégionale

Douleur thoracique, infection bronchopulmonaire par fausse route ou fistulisation de la tumeur dans l'arbre respiratoire, dyspnée...

» Diagnostic positif

Il repose sur la biopsie, réalisée lors de l'endoscopie de l'œsophage.

» Bilan d'extension

- L'échographie endoscopique et le scanner thoracique permettent de préciser l'extension locorégionale et la présence de ganglions.
- L'endoscopie trachéobronchique permet de rechercher une extension de la tumeur œsophagienne à la trachée ou à une grosse bronche.

» Évaluation du terrain

- Recherche d'autres cancers liés à l'intoxication alcoolotabagique : examen ORL systématique.

- Recherche d'autres pathologies liées à l'intoxication alcoolotabagique : maladie coronarienne, bronchite chronique, cirrhose...
- Recherche d'une dénutrition.

Traitement

» Principes du traitement

La chirurgie

Seul traitement curatif mais elle est impossible chez la majorité des patients en raison soit d'une extension locorégionale trop importante soit d'un terrain défavorable (insuffisance respiratoire sévère, cirrhose décompensée...).

Elle consiste en une œsophagectomie subtotale avec curage ganglionnaire et remplacement par gastroplastie (l'estomac est tubulisé et est monté dans le médiastin pour remplacer l'œsophage).

Radiochimiothérapie concomitante

La radiothérapie est réalisée en même temps qu'une chimiothérapie par cisplatine et FU. Elle est utilisée principalement en cas de contre-indication à la chirurgie, en particulier dans les tumeurs volumineuses ou associées à un envahissement ganglionnaire. Elle peut parfois être suivie d'une chirurgie si la réduction tumorale est suffisante.

Traitements palliatifs de la dysphagie

Dilatations endoscopiques, endoprothèse œsophagienne, désobstruction par photocoagulation ou électrocoagulation.

» Résultats des traitements

Le pronostic est sombre même pour les patients opérés : moins d'un sur 4 est encore vivant 5 ans après.

Le pronostic est souvent aggravé par le terrain : risque important de 2e cancer, décompensation d'une pathologie chronique liée à l'intoxication alcoolotabagique.

Conduite à tenir IDE

Surveillance

COMPÉTENCE 4

» Dysphagie : évaluer ce que le patient parvient à avaler qualitativement (liquide, solide) et quantitativement.

» Dénutrition.

» Fausse route.

Actions à mener

» Adapter l'alimentation aux possibilités du patient : alimentation mixée voire liquide *Compétence 3.*

» Proposer une aide au sevrage alcoolique et tabagique *Compétence 6.*

Cancer œsophage

Épidémiologie

Deux types histologiques de cancer de l'oesophage aux facteurs de risque différents.

→ Carcinome épidermoïde :
+ fréquent, lié intoxication alcool/tabac.

→ AdénoK. de l'œsophage ; partie inférieure, dû au reflux de l'acidité gastrique.

Surveillances

Dysphagie.
Dénutrition.
Fausse route.

Diagnostic

Circ. de découverte :

→ Endoscopie de surveillance.
→ Dysphagie.
→ Sympt. traduisant extension locorégionale.

Diag. + : biopsie réalisée lors de l'endoscopie.

Bilan extension : écho-endo. et scan tho, endotrachéobronchique.

Évaluation du terrain :

→ Recherche autres K. et patho.
→ Lié intox. alcool/tabac.
→ Recherche dénutrition.

Traitements

Chirurgie.
Radiochimiothérapie concomitante.
TTT palliatifs dysphagie.

13 Cancer du pancréas

Épidémiologie

Le cancer du pancréas est rare avant 45 ans ; son incidence augmente avec l'âge et la fréquence maximale se situe vers 75–80 ans.

Les facteurs de risque sont peu établis en dehors des antécédents familiaux et du tabac. Une mutation familiale du gène BRCA2 augmente le risque de cancer du pancréas.

Anatomopathologie

» Type histologique

La tumeur est le plus souvent localisée à la tête du pancréas (près de 70 % des cas).

Le type histologique le plus fréquent est l'adénocarcinome.

» Extension

Du fait de sa localisation, il s'étend rapidement aux organes adjacents : la voie biliaire principale (ictère), le duodénum (occlusion digestive haute), le péritoine (carcinose péritonéale), le plexus nerveux cœliaque (responsable de douleurs épigastriques à irradiation postérieure).

Les métastases sont également très fréquentes et précoces :

- ganglionnaires ;
- viscérales, surtout hépatiques.

Diagnostic

» Circonstances de découverte

Le cancer du pancréas est souvent de diagnostic tardif : les symptômes n'apparaissent généralement que lorsque la tumeur a dépassé le pancréas ou est devenue métastatique.

Les douleurs épigastriques

Elles irradient fréquemment dans le dos, sont majorées par l'alimentation et la position allongée et soulagées par la position penchée en avant.

Elles sont dues à l'envahissement par la tumeur du plexus nerveux cœliaque.

L'ictère

Il est lié à l'obstruction de la voie biliaire principale.

Il associe à la coloration jaune des téguments, des urines foncées, des selles décolorées et un prurit. Surtout, il favorise la dénutrition et l'asthénie.

Le syndrome cachectique

Il est particulièrement fréquent dans le cancer du pancréas. Il est responsable d'une altération rapide de l'état général.

Le cancer du pancréas est le plus souvent diagnostiqué à un stade avancé chez un patient dont l'état général se dégrade rapidement.

» Diagnostic positif

Les examens d'imagerie vont permettre de visualiser la tumeur du pancréas : échographie en première intention et surtout scanner ou échographie – endoscopique qui sont des examens plus sensibles.

Le marqueur tumoral CA19-9 est fréquemment élevé dans le cancer du pancréas mais n'est pas spécifique (il est augmenté en cas d'ictère, quelle que soit la cause). Il est surtout utile pour suivre l'efficacité des traitements.

Le diagnostic de certitude nécessite la réalisation d'une biopsie : le plus souvent elle est réalisée au cours d'une échographie endoscopique.

» Bilan d'extension

Il repose principalement sur le scanner abdominal et l'échographie endoscopique.

» Évaluation du terrain

État nutritionnel, comorbidités.

Traitement

» Principes du traitement

Le traitement chirurgical

Dans les tumeurs de la tête du pancréas, le geste habituel est une duodénopancréatectomie céphalique emportant le duodénum et la tête du pancréas.

Il s'agit d'une chirurgie lourde responsable de complications fréquentes (fistule pancréatique) et d'une mortalité non négligeable (5 %). Les séquelles possibles sont la diarrhée (nécessitant la prise orale d'enzymes pancréatiques) et le diabète.

Elle n'est possible que chez environ un patient sur 5 : tumeur localisée au pancréas, bon état général et absence de comorbidité grave.

Dans les tumeurs de la queue du pancréas, l'intervention est une splénopancréatectomie caudale.

La chimiothérapie

Dans les formes inopérables, le choix du traitement est fonction de l'état général. S'il est conservé, le protocole le plus efficace associe 5-fluoro-uracile, l'irinotécan (*Campto*) et l'oxaliplatine (*Folfirinox*). L'association de gemcitabine et de paclitaxel lié à l'albumine (*Abraxane*) est également possible. Si l'état général est médiocre, le choix se fera entre une chimiothérapie par gemcitabine seule ou une prise en charge palliative exclusive.

Dans les tumeurs envahissant les organes de voisinage mais sans métastase, l'association d'une radiothérapie à la chimiothérapie peut se discuter (radiochimiothérapie).

La chimiothérapie est également indiquée en adjuvant après la chirurgie.

Prise en charge symptomatique

Elle est particulièrement importante dans les formes inopérables.

Les douleurs liées à l'envahissement du plexus cœliaque peuvent être très difficiles à soulager, la morphine étant dans certains cas peu efficace. Les anti-inflammatoires, les antidépresseurs ou les anti-convulsivants peuvent être utilisés.

L'ictère par compression de la voie biliaire principale est traité par la pose d'une prothèse endobiliaire au cours d'une endoscopie.

» Résultats des traitements

Le cancer du pancréas reste de très mauvais pronostic malgré les progrès thérapeutiques récents.

Dans les formes opérables, environ 1 patient sur 5 survit à long terme.

Dans les formes inopérables, la chimiothérapie ne fait qu'allonger la survie de quelques mois et la plupart des patients décèdent dans l'année.

Conduite à tenir IDE

Surveillance

COMPÉTENCE 4

- Douleurs, en particulier épigastriques.
- Ictère, décoloration des selles.
- Dénutrition.
- Après duodénopancréatectomie : surveillance de la glycémie, diarrhée.

Actions à mener

- Prévention de la dénutrition : recours à des suppléments hypercaloriques et hyperprotidiques voire proposition d'une alimentation parentérale *Compétence 2*.
- Prévention des complications thromboemboliques *Compétence 2*.

Cancer Pancréas

Épidémiologie

Rare avant 45 ans.
Fréquence d'apparition 75-80 ans.

Diagnostic

Circ. de découverte :

→ Diag. tradif.
→ Sympt. présents : T. dépasse tête pancréas ou métastatique.
→ Douleur épigastrique.
→ Ictère.
→ Sd cachectique.

Diag. + : écho-scan ou echo-endoscopie + biopsie.

Bilan extension : Scan abdo + écho-endoscopique.

Évaluation terrain : état nutrition/comorbidité.

Surveillances

Douleurs épigastriques.
Ictère, décoloration selles.
Dénutrition.
Surv. glycémie, diarrhée.

Traitements

Chirurgie.
Chimiothérapie.
PEC symptomatique.

14 Carcinome hépatocellulaire

Épidémiologie

Le carcinome hépatocellulaire (CHC) est une tumeur primitive du foie. Il complique le plus souvent une cirrhose, maladie dégénérative du foie.

Il existe plusieurs étiologies à la cirrhose qui toutes peuvent se compliquer d'un CHC.

Les deux plus fréquentes sont :

- *intoxication alcoolique* : cause la plus fréquente en France ;
- *hépatites virales chroniques* : à virus B et surtout à virus C.

Diagnostic

» Circonstances révélatrices

Le diagnostic est souvent tardif car le CHC reste longtemps asymptomatique.

Examen systématique

Dans la surveillance d'une cirrhose connue : c'est le seul moyen de découvrir un CHC de petite taille.

Les symptômes

Ils traduisent généralement la présence d'un CHC volumineux et inopérable :

- douleurs de l'hypocondre droit en rapport avec une tumeur très volumineuse ;
- cachexie fréquente et très précoce ;
- aggravation des signes de cirrhose : hémorragie digestive par rupture de varices œsophagiennes, ascite et œdème des membres inférieurs.

Les métastases sont rares.

Diagnostic positif

Biopsie

Elle peut être réalisée par voie percutanée à l'aiguille sous contrôle échographique ou lors d'une intervention chirurgicale. Elle est contre-indiquée en cas d'ascite ou de troubles de l'hémostase, fréquents au cours de la cirrhose.

En cas de cirrhose connue

Le diagnostic de CHC peut être affirmé sans qu'il soit nécessaire de faire une biopsie si l'aspect radiologique (scanner, IRM) est caractéristique (tumeur hypervascularisée au temps artériel) et si le marqueur tumoral, l'α-fœtoprotéine (AFP), est élevé (> 400 ng/mL).

Bilan d'extension

Il repose sur le scanner ou l'IRM du foie.

Évaluation du terrain

- Gravité de la cirrhose : endoscopie digestive haute à la recherche de varices œsophagiennes, albuminémie, bilan d'hémostase (TP), taux de bilirubine, albuminémie. La cirrhose est gradée selon le score de Child, de A (peu sévère) à C (très sévère).
- Autres pathologies liées à l'alcool.
- Dénutrition.

Traitement

Principes du traitement

Chirurgie

Elle consiste à réaliser une hépatectomie partielle emportant la tumeur.

Elle n'est que rarement possible soit pour des raisons liées à la tumeur (taille trop importante ou présence de nodules multiples), soit du fait de la sévérité de la cirrhose.

Lorsque la tumeur est limitée mais que la cirrhose rend impossible l'hépatectomie (risque d'insuffisance hépatique), une transplantation hépatique peut être envisagée.

Destruction percutanée

En alternative à la chirurgie, une tumeur hépatique peut être détruite par radiofréquence (utilisation de micro-ondes qui vont brûler la tumeur) ou radiothérapie stéréotaxique.

Ces techniques sont réalisées par voie percutanée.

Chimio-embolisation

Elle consiste à placer un cathéter dans l'artère hépatique et à injecter une chimiothérapie en même temps que des microbilles qui vont bloquer la vascularisation de la tumeur (embolisation).

Ce traitement est indiqué en cas de tumeurs hépatiques multiples pour lesquelles aucun traitement local n'est envisageable.

Traitements systémiques

Le CHC est chimiorésistant et aucune chimiothérapie n'a fait la preuve de son efficacité. Un traitement anti-angiogénique oral, le sorafénib (*Nexavar*) est indiquée dans les formes inaccessibles à un traitement local.

Dans les formes accessibles à un traitement local (chirurgie ou destruction percutanée), des rémissions prolongées sont possibles mais le pronostic est assombri par la cirrhose et le risque de développer un 2e CHC.

Dans les formes non opérables, le pronostic est très sombre et peu amélioré par les traitements. La plupart des patients décèdent dans l'année.

Conduite à tenir IDE

Surveillance

COMPÉTENCE 4

- Saignement digestif : *melæna*, hématémèse.
- Douleurs de l'hypocondre droit.
- Ascite (gonflement de l'abdomen) et œdèmes des membres inférieurs.
- Dénutrition.

Actions à mener

- Proposition d'une aide au sevrage alcoolique *Compétence 5*.
- Proposition du dépistage de l'hépatite virale dans l'entourage *Compétence 5*.

Cancer hépatocellulaire

Épidémiologie

Carcinome hépatocellulaire (CHC) :
- T. primitive foie.

Étiologie :
- Intoxication alcoolique.
- VHB, VHC.

Diagnostic

Circ. révélatrices :
→ Diag. tardif, asymptomatique.
→ Examen systématique : surv. cirrhose connue.
→ Symptômes : douleur hypochondre D, cachexie, aggravation signes cirrhose.

Diag. + : biopsie.

Bilan extension : scan ou IRM.

Évaluation terrain : gravité cirrhose, endoscopie haute, dénutrition.

Surveillances

Saignement digestif.
Douleur hypochondre droit.
Ascite, œdème MI.
Dénutrition.

Traitements

Chirurgie.
Destruction percutanée.
Chimioembolisation.
Thérapies ciblées.

15 Cancer de la prostate

Épidémiologie

- Cancer le plus fréquent chez l'homme : 50000 cas diagnostiqués en 2018.
- Cancer du sujet âgé : exceptionnel avant 50 ans, la moitié des hommes de plus de 60 ans ont un cancer de prostate mais qui est le plus souvent asymptomatique.
- Deuxième cause de mortalité par cancer chez l'homme avec plus de 8000 décès/an (loin derrière le cancer du poumon).

Anatomopathologie

» Type histologique

- Type histologique habituel : adénocarcinome.
- Le degré de différenciation de la tumeur est mesuré par le score de Gleason, côté de 2 à 10. Plus le score est élevé, plus la tumeur est indifférenciée et de mauvais pronostic.
- La prolifération des cellules de cancer de prostate est sous la dépendance de la testostérone, hormone masculine produite principalement par les testicules.

» Extension

- L'extension aux organes de voisinage se fait après le franchissement de la capsule qui entoure toute la prostate. Les tumeurs qui franchissent la capsule sont donc de plus mauvais pronostic.
- Les organes qui peuvent être atteints sont principalement les vésicules séminales, la vessie (hématurie), les uretères (insuffisance rénale si les deux uretères sont comprimés), le rectum (douleurs, constipation).

- Les ganglions pelviens et lombo-aortiques sont fréquemment atteints.
- Les métastases sont principalement osseuses.

Diagnostic

» Circonstances de découverte

Les symptômes ne sont présents que dans les cas de tumeurs dépassant la capsule ou métastatiques. Très souvent, le cancer est diagnostiqué à un stade asymptomatique.

Découverte à un stade asymptomatique

- Soit découverte lors d'un examen de dépistage réalisé chez un homme de plus de 50 ans : élévation du taux d'antigène prostatique spécifique (PSA) et/ou nodule palpable au toucher rectal.
- Soit découverte fortuite par l'examen histologique après résection transurétrale d'une hypertrophie bénigne.

Signes d'appels des tumeurs dépassant la capsule

- Obstruction d'un ou deux uretères, éventuellement compliquée d'insuffisance rénale (si les deux uretères sont atteints).
- Troubles du transit intestinal, en cas de compression rectale.
- Œdème d'un membre inférieur par envahissement lymphatique.
- Thrombophlébite du membre inférieur par compression d'une veine iliaque par une adénopathie.

Métastases osseuses révélatrices

Responsables de douleurs osseuses (surtout rachidiennes ou du bassin).

» Diagnostic positif

Le PSA sérique

Il est presque toujours élevé (> 4 ng/mL) dans le cancer de prostate.

Il peut cependant être légèrement augmenté en l'absence de cancer en cas d'infection de la prostate (prostatite) ou d'hypertrophie bénigne. Il n'est donc pas suffisant pour affirmer le diagnostic.

La biopsie de prostate

Elle est toujours nécessaire pour affirmer le diagnostic et préciser le degré de différenciation de la tumeur (score de Gleason).

Elle est réalisée par voie transrectale.

» Bilan d'extension

Valeur du taux de PSA : plus il est élevé et plus la probabilité que la tumeur dépasse la prostate est importante.

L'IRM endorectale permet de savoir si la tumeur dépasse ou non la capsule.

La scintigraphie osseuse recherche des métastases osseuses.

Le TEP-scan utilisant le glucose (18FDG) n'est pas fiable dans le cancer de prostate. Il est nécessaire d'avoir recours au TEP-scan utilisant la choline ou le *Prostate-Specific Membrane Antigen* (PSMA) (plus sensible). Cependant, cet examen n'est pas systématique dans le bilan d'extension.

» Évaluation du terrain

Étape importante compte tenu du fait que les patients sont souvent très âgés : recherche de pathologies chroniques (cardiaques, pulmonaires...) contre-indiquant la chirurgie.

Traitement

» Principes du traitement

Chirurgie : la prostatectomie radicale

C'est l'ablation complète de la prostate et des vésicules séminales avec anastomose vésico-urétrale.

Traitement le plus efficace pour les formes localisées mais les séquelles potentielles sont non négligeables : incontinence parfois et plus fréquemment impuissance sexuelle (3/4 des patients).

La radiothérapie externe

Elle irradie la prostate et dans une moindre mesure les organes avoisinants : vessie, rectum.

À moyen terme, ses résultats sont identiques à la chirurgie mais sont moins bons à long terme (plus de rechute après 10 ans).

Les complications

À la phase aiguë

La cystite (brûlures urinaires) et la rectite.

À long terme

L'incontinence et l'impuissance sont un peu plus rares qu'après la chirurgie mais peuvent également s'observer.

Les autres séquelles sont la « petite vessie » (mictions fréquentes) et les rectorragies.

La curiethérapie interstitielle

Elle consiste à implanter de façon permanente des grains radioactifs au niveau de la tumeur. La radioactivité de ces grains disparaît au bout de quelques mois.

La curiethérapie est indiquée dans les tumeurs de très petite taille.

Ces effets secondaires sont moindres que ceux de la radiothérapie externe.

La surveillance active

Elle consiste à ne pas faire de traitement immédiatement mais à surveiller étroitement par la réalisation de nouvelles biopsies et d'une IRM et de débuter un traitement qu'en cas d'aggravation.

Elle est indiquée en cas de tumeur peu étendue et non agressive (score de Gleason bas), surtout chez le sujet âgé.

L'hormonothérapie

Elle consiste à supprimer l'action de la testostérone au niveau des cellules cancéreuses. Trois types de traitement existent.

Les anti-androgènes

Ils bloquent l'action de la testostérone au niveau des cellules cancéreuses.

Il s'agit d'un traitement oral à prendre quotidiennement. Ils doivent être associés à la castration.

Les anti-androgènes de première génération sont maintenant très peu utilisés (acétate de cyprotérone, bicalutamide...).

Les anti-androgènes de nouvelle génération (enzalutamide, apalutamide) sont utilisés au stade métastatique, soit d'emblée, soit lorsque la tumeur est devenue résistante à la castration.

La castration (ou suppression androgénique)

Elle supprime la production de testostérone par les testicules.

Elle peut être chirurgicale et alors définitive : c'est la pulpectomie qui n'est plus guère pratiquée.

Elle est le plus souvent chimique en utilisant des médicaments qui bloquent transitoirement le fonctionnement des testicules : on utilise soit un agoniste de la *Luteinizing Hormone Releasing Hormone* (LH-RH), généralement administré sous forme retard à raison d'une injection sous-cutanée tous les 3 à 6 mois (goséréline, oleuropéine...), soit un antagoniste de la LH-RH (degarelix : 1 injection mensuelle).

Les effets secondaires sont importants : impuissance sexuelle, bouffées de chaleur, dépression, asthénie physique et intellectuelle.

L'abiratérone : inhibiteur de la synthèse de la testostérone

La testostérone peut être produite en dehors du testicule, y compris à l'intérieur même de la tumeur. Ceci peut expliquer que la tumeur puisse devenir résistante à la castration. L'abiratérone a montré son efficacité dans cette situation. Il s'agit d'un traitement oral (une prise quotidienne) toujours associé à une prise de prednisone (10 mg/j). Il nécessite une surveillance du bilan hépatique 2 fois par mois les 3 premiers mois en raison de toxicités possibles à ce niveau, ainsi que de la kaliémie et de la pression artérielle.

La chimiothérapie

Elle est utilisée en cas d'inefficacité de l'hormonothérapie (hormonorésistance) ou d'emblée dans les formes qui présentent des métastases dès le diagnostic. Le médicament de référence est le docétaxel (*Taxotère*). Un autre taxane, le cabazitaxel (Jevtana), peut être efficace après échec du docétaxel.

Traitements symptomatiques des métastases osseuses

En association avec les médicaments antalgiques :

- les bisphosphonates par voie injectable (acide zolédronique, *Zometa*) ou le denosumab (*Xgeva*) : ils diminuent les douleurs et le risque de fracture ;
- radiothérapie localisée à visée antalgique.

» Indications thérapeutiques

Cancer localisé à la prostate ne dépassant pas la capsule

Le traitement de référence est la prostatectomie radicale. La radiothérapie est réalisée chez les sujets âgés de plus de 70 ans ou présentant une contre-indication à la chirurgie.

Dans les très petites tumeurs on peut également envisager la curiethérapie voire l'abstention thérapeutique sous réserve d'une surveillance étroite (programme de surveillance « active »).

Cancer dépassant la capsule

La chirurgie n'est généralement pas indiquée. On réalise une radiothérapie et une suppression androgénique pendant 3 ans.

Cancer métastatique

Le traitement repose initialement sur la suppression androgénique. Pour augmenter sa durée d'efficacité, on peut y associer une chimiothérapie, l'abiratérone ou un anti-androgène de nouvelle génération.

Lorsque ce premier traitement devient inefficace, on peut utiliser un des médicaments qui n'avait pas été choisi initialement. Les traitements symptomatiques doivent être associés.

» Résultats des traitements

Dans les tumeurs ne dépassant pas la capsule, le pronostic est très bon : la plupart des patients ne décéderont pas de leur cancer.

Dans les formes métastatiques, la résistance à la suppression androgénique survient après un délai moyen de 18 mois. Lorsque la chimiothérapie devient nécessaire, l'espérance de vie est environ de 2 ans.

Surveillance

Le dosage du PSA joue un rôle très important dans la surveillance :

- il doit être indosable après chirurgie ;
- une réascension du taux après traitement est le signe annonciateur d'une récidive.

Conduite à tenir IDE

Surveillance

COMPÉTENCE 4

» Troubles urinaires : dysurie, hématurie, diminution du volume de la diurèse.

» En cas de métastases osseuses : douleurs, déficit moteur ou sensitif pouvant faire évoquer une complication neurologique à traiter en urgence (compression médullaire).

Actions à mener

» Avant une biopsie transrectale *Compétence 2* :

- vérification de la stérilité des urines par un ECBU ;
- lavement évacuateur.

» Éducation du patient concernant l'hormonothérapie : importance d'une prise régulière, effets indésirables prévisibles *Compétence 5*.

Cancer prostate

Épidémiologie

Fréquent chez l'homme, 50 000 cas/an.
Âge > 60 ans.
2e cause de mortalité par K.

Surveillances

Trouble urinaire : dysurie, hématurie en baisse diurèse.
Si méta osseuse : douleur, déficit moteur ou sensitif → complication neuro.
Dosage PSA après chirurgie.

Diagnostic

Circ. de découverte :
→ Sympt. présents lorsque T. dépasse la capsule ou métastase.
→ Découverte stade asymptomatique : examen dépistage, fortuite.
→ Signes d'appels des T. dépassant la capsule.
→ Métastases osseuses révélatrices.

Diag. + : PSA > 4 ng/mL, biopsie.

Bilan d'extension : valeur taux PSA, IRM, scintigraphie, TEP-scan.

Traitements

Chirurgie.
Radiothérapie externe.
Curiethérapie.
Hormonothérapie.
Chimiothérapie.
Radiothérapie métabolique.

16 Cancer de vessie

Épidémiologie

Le cancer de vessie est 4 fois plus fréquent chez l'homme que chez la femme.

Âge moyen de survenue : 70 ans.

» Facteurs de risque

- Le tabagisme.
- Exposition à des substances cancérigènes utilisées dans les métiers de la teinture, du caoutchouc et de la métallurgie. Le cancer de vessie peut être reconnu comme maladie professionnelle.
- La bilharziose urinaire : maladie parasitaire particulièrement fréquente en Égypte.

Anatomopathologie

Le carcinome transitionnel ou urothélial est le type histologique le plus fréquent, il évolue en plusieurs stades successifs :

- le carcinome superficiel : il n'envahit pas la paroi et ne forme pas de métastase mais peut récidiver après ablation ;
- le carcinome infiltrant envahit la paroi puis les organes de voisinage (uretères, rectum), et est responsable de métastases ganglionnaires, osseuses, pulmonaires ou hépatiques ;
- le carcinome transitionnel peut siéger dans tout l'arbre urinaire : vessie le plus souvent mais également uretères, bassinets, urètre.

Diagnostic

» Circonstances de découverte

L'hématurie

La présence de sang dans les urines est le symptôme révélateur le plus fréquent. Elle est généralement indolore et peut être intermittente.

Signes d'irritation de la vessie

Brûlures mictionnelles, pollakiurie (mictions fréquentes), impériosités.

Signes traduisant l'extension aux organes de voisinage

Douleurs lombaires en cas d'obstruction d'un uretère, œdème du membre inférieur par compression de la veine iliaque.

» Diagnostic positif

- La tumeur peut être visualisée facilement par l'échographie.
- La cytologie urinaire permet de retrouver des cellules malignes dans les urines.
- La fibroscopie vésicale (ou cystoscopie) est réalisée sous anesthésie locale après vérification de la stérilité des urines (ECBU préalable systématique) : elle permet de visualiser et localiser la tumeur.
- La résection transurétrale de tumeur vésicale (RTUV) est réalisée au cours d'une fibroscopie sous anesthésie générale ou péridurale. Elle permet un diagnostic de certitude par l'examen histologique de la tumeur : diagnostic positif de carcinome, caractère superficiel ou infiltrant, grade de malignité (de 1 à 3).

La RTUV est également le premier temps du traitement des tumeurs superficielles.

» Bilan d'extension

- Dans les tumeurs infiltrantes : scanner abdomino-pelvien avec clichés tardifs permettant de vérifier l'absence de tumeur du haut appareil.
- Scintigraphie osseuse.

» Évaluation du terrain

Recherche de pathologies chroniques liées au tabagisme.

Traitement

» Principes du traitement

Le traitement chirurgical

C'est la cystectomie totale associée au curage ganglionnaire pelvien : cystoprostatectomie chez l'homme, et pelvectomie antérieure (avec hystérectomie totale et résection de la paroi vaginale antérieure) chez la femme.

Elle implique une dérivation urinaire. Le plus souvent, les urines sont dérivées à la peau par l'intermédiaire d'un segment d'iléon isolé du transit intestinal : c'est l'intervention de Bricker. Elle impose une stomie cutanée.

Parfois peut-être réalisée une cystoplastie : le segment intestinal est relié directement à l'urètre. Cette intervention est plus facilement proposée chez l'homme que chez la femme.

La radiothérapie vésicale

Elle est réalisée principalement en cas de contre-indication à la chirurgie. Elle doit idéalement être précédée d'une résection de partie endovésicale de la tumeur par voie endoscopique. Une chimiothérapie peut être associée.

Les effets indésirables (voir fiche 34) sont principalement à la phase aiguë la cystite, et à plus long terme la « petite vessie » et les hématuries.

Les instillations endovésicales

Elles sont utilisées dans les tumeurs superficielles pour diminuer le risque de récidive. Deux types de substances peuvent être administrés :

- le BCG (BCG-thérapie, *Immunocyst*) : il agit en stimulant le système immunitaire ;
- la mitomycine C, produit de chimiothérapie.

La chimiothérapie

Plusieurs médicaments sont efficaces, spécialement les platines et la gemcitabine.

» Indications thérapeutiques

Tumeurs superficielles

La RTUV est le premier temps. En fonction des caractéristiques histologiques de la tumeur, des instillations vésicales peuvent être réalisées. En cas de récidive, une cystectomie totale doit être envisagée

Tumeur infiltrante

Une chimiothérapie doit en règle générale précéder (néo-adjuvante) la cystectomie totale (ou la radiochimiothérapie en cas de contre-indication opératoire) si la fonction rénale le permet.

Dans les tumeurs métastatiques, le traitement repose sur la chimiothérapie ou l'immunothérapie.

En cas d'obstruction d'un uretère, pose d'une sonde double J.

» Résultats des traitements

Après tumeur infiltrante, la survie à long terme est d'environ 50 % et atteint 80 % pour les tumeurs localisées opérées.

En cas de tumeur non opérable ou métastatique, le pronostic est beaucoup plus sombre malgré la chimiothérapie.

Surveillance

Elle est particulièrement importante dans les tumeurs superficielles du fait du risque élevé de récidive.

Elle repose sur la cystoscopie, la cytologie urinaire, l'échographie vésicale, et l'urographie intraveineuse.

Conduite à tenir IDE

Surveillance

COMPÉTENCE 4

» Hématurie : présence de caillots qui peuvent être responsables d'un blocage de la vessie et d'un globe urinaire.

» Contrôle de la stérilité des urines (ECBU) avant tout geste invasif sur la vessie.

Actions à mener

» Risque important d'insuffisance rénale *Compétence 2* :
- contrôle de la créatinine avant toute injection d'iode ;
- éviter les médicaments potentiellement néphrotoxiques : anti-inflammatoires ++.

» Éducation du patient après cystectomie *Compétence 5*.

Cancer vessie

Épidémiologie

K. vessie 4 x plus fréquents.
Âge > 70 ans.
Facteurs de risque :

- Tabagisme.
- Exposition sub. cancérigène.
- Bilharziose urinaire.

Surveillances

Hématurie.
Contrôle stérilité des urines (ECBU).
Cystoscopie, cytologie urinaire.
Échographie vésicale.
TDM TAP avec clichés d'urographie.

Traitements

Chirurgie.
Radiothérapie vésicale.
Instillation endovésicale.
Chimiothérapie.

Diagnostic

Circ. de découverte :
→ Hématurie.
→ Signes : irritation vessie.
→ Signes traditionnels : extension organes voisins.

Diag. + :
→ T. visible à l'écho.
→ Cyto urinaire.
→ Fibro vésicale.
→ RTUV.

Bilan d'extension :
→ T. infiltrante : scan abdomino-pelvien.
→ Scintigraphie osseuse.

Évaluation terrain : recherche pathologie chronique liée au tabagisme.

17 Cancer du rein

Épidémiologie

Survient le plus souvent après 50 ans, légère prédominance masculine.

Risque augmenté par le tabac.

Anatomopathologie

» Type histologique

Il s'agit le plus souvent d'un adénocarcinome appelé carcinome à cellules claires.

» Extension

Localement : la tumeur reste très longtemps confinée au rein, elle peut envahir la veine rénale puis la veine cave inférieure.

Les métastases sont surtout ganglionnaires, pulmonaires et osseuses.

Diagnostic

» Circonstances de découverte

Découverte fortuite

Situation fréquente car le cancer du rein peut rester asymptomatique pendant très longtemps. Par exemple, découverte à l'occasion d'une échographie réalisée pour un autre motif.

Hématurie

Symptôme le plus fréquent, hématurie généralement indolore. Elle doit alerter même si elle ne survient qu'une fois.

Syndrome cachectique et fièvre

Fréquent dans les tumeurs volumineuses, leur présence est de mauvais pronostic.

» Diagnostic positif

Le scanner permet de suspecter fortement le diagnostic en montrant une masse tissulaire captant l'iode.

La certitude diagnostic ne peut être obtenue que par l'examen histologique. Dans certains cas, une biopsie à l'aiguille sous contrôle scanner peut être utile mais le plus souvent c'est l'intervention chirurgicale qui va permettre le diagnostic en même temps qu'elle va constituer le temps le plus important du traitement.

» Bilan d'extension

Scanner abdominal et thoracique.

» Évaluation du terrain

État nutritionnel, évaluation de la fonction rénale avant la néphrectomie.

Traitement

» Principe du traitement

La chirurgie

Si la tumeur est petite et n'envahit pas les cavités excrétrices, il est possible de réaliser une néphrectomie partielle qui permet de conserver le capital rénal. En cas de tumeur plus volumineuse, une néphrectomie emportant la totalité du rein est nécessaire.

Traitements systémiques

Pas d'indication à la chimiothérapie qui est inefficace. Deux principales classes thérapeutiques sont utilisées.

Traitement anti-angiogénique par inhibiteur oral de tyrosine kinase : sunitinib (*Sutent*), sorafénib (*Nexavar*), pazopanib (*Votrient*), axitinib (Inlyta) : voir fiche 49.

Immunothérapie par anticorps anti-PD1 (pembrolizumab, nivolumab) éventuellement associé à un anticorps anti-CTLA4 (ipilimumab).

» Principales indications

Cancer non métastatique

Néphrectomie partielle ou complète, pas de traitement complémentaire.

Cancer métastatique

La chirurgie n'est pas systématique.

Traitement anti-angiogénique et/ou immunothérapie en fonction des caractéristiques de la tumeur et du patient (l'immunothérapie est privilégiée dans les formes les plus graves).

Une exérèse chirurgicale de la tumeur primitive et des métastases peut être envisagée en cas de rémission prolongée.

» Résultats des traitements

Le pronostic des tumeurs confinées au rein et traitées par néphrectomie est très bon.

Dans les formes métastatiques, la survie médiane est de l'ordre de 18 mois mais peut être beaucoup plus longue en cas de métastases uniquement pulmonaires.

Conduite à tenir IDE

Surveillance

COMPÉTENCE 4

- Hématurie : présence de caillots qui peuvent être responsables d'un blocage de la vessie et d'un globe urinaire.
- Amaigrissement, altération de l'état général.

Actions à mener

Risque accru d'insuffisance rénale après néphrectomie *Compétence 2* :

- contrôle de la créatinine avant toute injection d'iode ;
- éviter les médicaments potentiellement néphrotoxiques : anti-inflammatoires ++.

Cancer rein

Épidémiologie

Après 50 ans, prédominance masculine.
Risque augmenté avec le tabac.

Surveillances

Hématurie.
Amaigrissement.
AEG.

Indications

K. non métastatique : tumorectomie ou néphrectomie.
K. métastatique : traitement anti-angiogénique et/ou immunothérapie.

Diagnostic

Circ. de découverte :
→ Fortuite → asymptomatique.
→ Hématurie.
→ Sd cachectique et fièvre.
Diag. + : scanner.

Bilan d'extension : scan abdo et tho.

Évaluation terrain :
→ État nutritionnel.
→ Évaluation fonction rénale avant néphrectomie.

Traitements

Chirurgie :

- Si T. petite : néphrectomie partielle.
- Si T. volumineuse : néphrectomie.

TTT systématique

18 Cancer du testicule

Épidémiologie

Le cancer du testicule est rare. Il survient principalement entre 20 et 40 ans.

Le principal facteur de risque connu est la cryptorchidie (testicule non descendu).

Anatomopathologie

» Types histologiques

Le cancer du testicule est le plus souvent issu de cellules embryonnaires résiduelles : on parle de *tumeur germinale*.

On distingue deux types de tumeurs germinales :

- *le séminome* (40 % des cas) : prolifération de cellules germinales indifférenciées ;
- *les tumeurs non séminomateuses* (60 % des cas) qui regroupent plusieurs types histologiques (carcinome embryonnaire, tumeur du sac vitellin, choriocarcinome, tératome). Ces tumeurs sont le plus souvent composites, c'est-à-dire qu'elles associent plusieurs types histologiques.

» Extension

- Locale : envahissement de l'albuginée (enveloppe qui entoure le testicule), de l'épididyme voire du scrotum.
- Les métastases sont fréquentes et précoces.
- Ganglionnaires : le long de l'aorte (si tumeur du testicule G) ou de la veine cave inférieure (testicule D) puis dans le médiastin.
- Viscérales : surtout pulmonaires, plus rarement hépatiques ou cérébrales.

Diagnostic

» Circonstances de découverte

Le plus souvent le patient se palpe lui-même un nodule dur et indolore dans le testicule. Une consultation rapide s'impose car tout nodule testiculaire doit faire suspecter un cancer.

Métastases révélatrices : douleurs abdominales (volumineux ganglions), dyspnée...

» Diagnostic positif

L'échographie testiculaire

Elle confirme la présence d'une tumeur testiculaire mais ne permet pas de préciser sa nature.

Les marqueurs tumoraux

L'α-fœtoprotéine (AFP) et la gonadotrophine chorionique humaine (HCG) sont deux marqueurs très souvent élevés dans les tumeurs germinales non séminomateuses.

Leur élévation en présence d'une tumeur testiculaire est très évocatrice du diagnostic. Cependant leur normalité ne permet pas d'éliminer le diagnostic (ils sont normaux dans les séminomes).

Leur dosage doit être systématique avant la chirurgie pour servir d'examen de référence.

Examen histologique

Lui seul permet d'établir une certitude diagnostique dans tous les cas. Le prélèvement de la tumeur nécessite toujours l'ablation complète du testicule (orchidectomie).

» Bilan d'extension

Marqueurs tumoraux : si leur taux reste élevé après l'ablation du testicule, c'est qu'il existe des métastases. Plus le taux est élevé et plus les métastases sont importantes.

Scanner abdominopelvien et thoracique.

Le TEP-scan au 18FDG fait également partie du bilan des séminomes purs.

IRM cérébrale dans les formes de mauvais pronostic.

Traitement

» Principes du traitement

Conservation de sperme

Elle doit être proposée avant l'orchidectomie du fait du risque de stérilité associé à la chirurgie et surtout à la chimiothérapie.

La chirurgie

L'orchidectomie pour cancer du testicule obéit à des règles précises. Elle doit en particulier être réalisée par voie haute, c'est-à-dire par une incision inguinale.

L'orchidectomie est toujours le premier temps du traitement même dans les formes métastatiques.

L'examen histologique permet de confirmer le diagnostic et de préciser le pronostic.

Une prothèse testiculaire peut être mise en place dans le même temps.

Séquelles : pas de risque d'impuissance mais possibilité de stérilité surtout si chimiothérapie associée.

La radiothérapie

Elle est indiquée uniquement dans les séminomes avec métastases ganglionnaires mais est rarement utilisée en pratique actuellement.

La chimiothérapie

C'est le traitement des formes métastatiques.

Le cancer du testicule est très chimiosensible et peut-être guéri même au stade métastatique.

Le protocole de référence est l'association de cisplatine, étoposide et bléomycine (protocole BEP).

» Principales indications

Tumeurs non métastatiques (stade 1)

Les rechutes sont possibles (30 % des cas) mais elles seront presque toujours guéries par la chimiothérapie. Deux attitudes sont donc possibles :

- ne pas faire de traitement adjuvant et surveiller de façon rapprochée surtout les deux premières années (scanner, marqueurs). En cas de récidive, généralement diagnostiquée tôt, 3 cycles de BEP seront suffisants ;
- faire une chimiothérapie adjuvante ; cette attitude est plus spécialement recommandée en cas de facteur de risque de récidive (présence d'emboles tumoraux vasculaires) ou si le patient ne peut pas se soumettre à un protocole de surveillance stricte. Le traitement adjuvant est fonction du type de tumeur :
  - tumeur non séminomateuse : chimiothérapie de type BEP (2 cycles),
  - séminome : un cycle de chimiothérapie par carboplatine.

Présence de métastases

Il faut évaluer le pronostic en prenant en compte le taux des marqueurs et la localisation des métastases (les localisations ganglionnaires et pulmonaires sont de meilleur pronostic).

Du pronostic évalué dépendra la durée de la chimiothérapie (3 ou 4 cycles de BEP, voire protocole plus lourd si mauvais pronostic).

L'efficacité des traitements est suivie principalement sur le taux des marqueurs qui doit se normaliser rapidement.

Si des métastases persistent après chirurgie alors que les marqueurs sont normalisés, il est nécessaire de les enlever chirurgicalement.

» Résultats des traitements

Le pronostic est globalement très bon

Taux de guérison supérieur à 95 % dans les tumeurs non métastatiques.

Tumeurs métastatiques : dans la plupart des cas, le pronostic est également très bon avec des taux de guérison de l'ordre de 90 %. Dans quelques cas, le pronostic est plus réservé du fait de métastases hépatiques ou cérébrales : le taux de guérison est alors de l'ordre de 50 %.

Séquelles à long terme de la chimiothérapie

Stérilité.

Risque de leucémie aiguë secondaire dans les deux ans : rare (moins d'un cas sur 100) mais de très mauvais pronostic.

Hypertension artérielle, augmentation du risque cardiovasculaire.

Risque de fibrose pulmonaire et d'insuffisance respiratoire liée à la bléomycine : également rare mais potentiellement grave.

Surveillance

Elle est surtout rapprochée les 2 premières années car la plupart des rechutes sont très précoces.

Elle repose sur l'examen clinique, le dosage des marqueurs tumoraux et le scanner thoracique et abdopelvien.

Conduite à tenir IDE

» Les marqueurs tumoraux doivent être dosés avant l'orchidectomie puis toutes les semaines et avant chaque cycle de chimiothérapie *Compétence 4*.

» Proposer systématiquement la conservation de sperme avant la chirurgie *Compétence 3*.

» Rassurer le patient sur l'absence de risque d'impuissance *Compétence 6*.

Cancer testicule

Épidémiologie

K. rare.
Âge entre 20 et 40 ans.
Facteur de risque : cryptorchidie.

Surveillances

Examen clinique, dosage des marqueurs.
Scanner thoracique et abdo-pelvien.

Indications

Tumeurs non métastatiques (stade 1) :
Deux attitudes possibles :
→ Pas de traitement adjuvant et surveiller de façon rapprochée surtout les deux premières années (scanner, marqueurs). Si récidive 3 cycles de BEP.
→ Faire une chimiothérapie : Tumeur non séminomateuse : chimiothérapie de type BEP (1 à 2 cycles). Séminome : un cycle de chimiothérapie par Carboplatine.
Présence de métastases : chimiothérapie.

Diagnostic

Circ. de découverte :
→ Autopalpation : nodule, indolore.
→ Méta révélatrice : douleur abdo, dyspnée.

Diag. + :
→ Écho testiculaire.
→ Marqueurs tumoraux.
→ Examen histologique.

Bilan d'extension :
→ Marqueurs tumoraux.
→ Scan abdomino-pelvien et tho.
→ TEP-scan au 18FDG.
→ IRM cérébrale non systématique.

Traitements

Conservation de sperme.
Chirurgie.
Radiothérapie/
Chimiothérapie.

19 Tumeurs cérébrales de l'adulte

Classification – anatomopathologie

» Les tumeurs cérébrales secondaires (métastases)

Ce sont les plus fréquentes.

Les cancers le plus souvent à l'origine de métastases cérébrales sont :

- cancer bronchique, surtout à petites cellules ;
- cancer de sein ;
- mélanome ;
- cancer du rein.

Dans la plupart des cas, le cancer est déjà connu au moment du diagnostic de métastases cérébrales. Les rares métastases révélatrices ont généralement un primitif bronchique.

» Les tumeurs cérébrales primitives

Les tumeurs intraparenchymateuses

Elles siègent dans le parenchyme cérébral.

Ce sont le plus souvent des tumeurs malignes mais elles ne forment généralement pas de métastase extra-cérébrale. Le pronostic est donc principalement lié à l'évolution locale.

Les plus fréquentes sont *les astrocytomes*. Ce sont des tumeurs mal limitées et qui infiltrent les tissus environnants, expliquant la rechute quasi-constante après exérèse d'apparence complète.

Il existe plusieurs types d'agressivité différente :

- *l'astrocytome* de bas grade est d'évolution lente ;
- *le glioblastome* est la forme la plus agressive : son évolution est très rapide.

Plus l'agressivité est importante et plus le délai entre chirurgie et rechute sera court. Les tumeurs de bas grade rechutent généralement sous forme de tumeurs de plus haut grade.

Les tumeurs extra-parenchymateuses

Elles siègent au contact mais en dehors du parenchyme cérébral. Elles sont le plus souvent bénignes :

- *le méningiome* prend naissance sur les méninges. Il existe une nette prédominance féminine ;
- *l'adénome hypophysaire* est une tumeur bénigne de l'antéhypophyse ;
- *le neurinome* siège le plus souvent sur le nerf auditif (la 8e paire crânienne).

Diagnostic

» Circonstances révélatrices

Crise convulsive partielle ou généralisée

C'est le symptôme le plus souvent révélateur.

La survenue d'une convulsion chez un adulte sans aucun antécédent épileptique est suspecte d'une origine tumorale.

Déficit neurologique

Hémiplégie, aphasie, troubles de la mémoire.

Les symptômes s'aggravent progressivement sur plusieurs semaines (différent d'un accident vasculaire cérébral au cours duquel les symptômes apparaissent brutalement en quelques minutes).

Une atteinte du lobe frontal est responsable de troubles du comportement associant dépression, détérioration intellectuelle et troubles de mémoire.

Atteinte des nerfs crâniens

Paralysie faciale, surdité unilatérale, vertiges, diplopie... Elles sont le plus souvent dues à une tumeur extra-parenchymateuse de la base du crâne.

L'hypertension intracrânienne

Elle est due à la compression des structures cérébrales par la tumeur et l'œdème qui l'entoure dans une boîte crânienne inextensible.

Elle associe : céphalées intenses, vomissements et parfois diplopie.

Lorsque le tronc cérébral lui-même est comprimé, des troubles de la vigilance et une hypertonie des membres apparaissent : c'est l'engagement cérébral qui peut entraîner la mort en quelques heures.

» Diagnostic positif

Examens radiologiques

- *Le scanner* (sans puis avec injection de produit de contraste) est souvent réalisé en première intention, il permet de retrouver un aspect typique de tumeur cérébrale.
- *L'IRM* est indispensable, surtout si une intervention chirurgicale est envisagée : permet de mieux préciser la localisation de la tumeur et s'il existe plusieurs tumeurs.

Examen histologique de la tumeur

Il reste toujours indispensable pour préciser le type de tumeur en cause, son degré d'agressivité.

Le plus souvent les examens radiologiques ont permis de porter un diagnostic de tumeur cérébrale avec une quasi-certitude. L'examen anatomopathologique sera alors réalisé en postopératoire à partir de la pièce d'exérèse.

Il est également possible de réaliser une biopsie sous contrôle d'un scanner en cas de contre-indication opératoire.

Traitement

» Principes du traitement

Traitement symptomatique

La corticothérapie

Elle est indiquée en cas de tumeur symptomatique et de façon systématique avant la chirurgie ou la radiothérapie. Elle diminue les symptômes en réduisant l'œdème péritumoral.

Le traitement anticonvulsivant

Il est indiqué après une première convulsion pour éviter une récidive.

La chirurgie

C'est le seul traitement potentiellement curatif.

Elle peut être impossible dans certaines localisations (risque de séquelles très importantes voire de décès) ou si la tumeur est très volumineuse.

Complications : c'est surtout le risque de déficit neurologique définitif. Ce risque est plus important chez le sujet âgé et s'il existait déjà un déficit avant la chirurgie.

La radiothérapie

- Elle est utilisée lorsque la chirurgie est impossible ou en complément de la chirurgie.
- La radiothérapie majore initialement l'œdème péritumoral et donc l'hypertension intracrânienne. Une corticothérapie est indispensable pour prévenir cette aggravation.
- L'alopécie est constante mais réversible. À long terme, il existe un risque de détérioration des fonctions supérieures et au maximum de syndrome démentiel.

- Il existe plusieurs modalités d'irradiation :
  - *irradiation de l'encéphale en totalité* : indiquée pour le traitement des métastases cérébrales multiples ;
  - *irradiation focalisée* d'un gliome non opérable ;
  - *irradiation en condition stéréotaxique :* elle permet de délivrer de façon précise une dose très élevée sur un petit volume. Elle est indiquée dans les petites tumeurs non opérables ou les métastases uniques ou peu nombreuses (2 ou 3) ;
  - *protonthérapie :* cette technique utilise un rayonnement de protons. Elle permet d'irradier un volume très faible avec une grande précision. Elle est utilisée pour le traitement de très petites tumeurs proches d'une structure fragile (tronc cérébral, nerf optique).

La chimiothérapie

Elle est utilisée dans les tumeurs cérébrales malignes (glioblastome, métastase) mais son efficacité est limitée.

» Principales indications

Tumeurs gliales

Exérèse chirurgicale complète si possible, suivie dans les tumeurs de haut grade d'une radiothérapie focalisée.

Dans les formes inopérables : radiothérapie et chimiothérapie concomitantes par le témozolomide (*Temodal*).

Métastases

Le traitement usuel est l'irradiation de l'encéphale en totalité.

La chirurgie ou l'irradiation stéréotaxique peuvent être discutées en cas de métastases uniques ou peu nombreuses et en l'absence de métastase extracérébrale évolutive.

Tumeurs bénignes extra-parenchymateuses

La chirurgie est le traitement préférentiel.

» Résultats des traitements

Gliomes

Dans les formes de bas grade opérées, les patientes rechutent habituellement dans un délai de quelques années.

Dans les glioblastomes, souvent inopérables, le pronostic est très sombre et la survie ne dépasse pas quelques mois.

Métastases

La survie après radiothérapie n'est généralement que de quelques mois.

Des survies très prolongées sont cependant possibles après chirurgie ou irradiation stéréotaxique.

Tumeurs bénignes extra-parenchymateuses

Après exérèse complète, le pronostic est excellent.

Conduite à tenir IDE spécifique

Interrogatoire

COMPÉTENCE 4

- Hypertension intracrânienne : céphalées, vomissements, troubles de la vigilance.
- Convulsions partielles ou généralisées.
- Déficit neurologique.
- Évaluation de la perte d'autonomie.

Actions à mener

- Prévention des complications de décubitus chez un patient présentant un déficit neurologique important : l'apparition d'une escarre pourrait contre-indiquer l'intervention neurochirurgicale *Compétence 2.*
- Prévention des complications thromboemboliques *Compétence 2.*
- Proposer une kinésithérapie motrice *Compétence 4.*

Tumeurs cérébrales adultes

Diagnostic

Circ. de découverte :

→ Crise convulsive partielle ou généralisée.
→ Déficit neurologique.
→ Atteinte des nerfs crâniens.
→ Hypertension intracrânienne.

Diag. + *: examens radiologiques.*

Traitements

Traitement symptomatique :

- Corticothérapie.
- Anticonvulsivant.
- Chirurgie.
- Radiothérapie.
- Chimiothérapie.

Indications

Tumeurs gliales : chirurgie ± radiothérapie.
Métastases : chirurgie ou irradiation.
Tumeurs bénignes extra-parenchymateuses : chirurgie.

Surveillances

État neurologique.
Paramètres vitaux.
Bilan sanguin (plaquettes, hématies).
Recherche complications.

20 Mélanome malin cutané

Épidémiologie

Le facteur de risque principal est l'exposition intermittente et exagérée aux rayons ultraviolets de type B. Les sujets les plus à risque sont ceux à peau claire, à cheveux blonds ou roux.

Son incidence augmente régulièrement. Il est particulièrement fréquent dans les pays où prédominent les populations à phénotype clair : Europe du Nord, Australie, États-Unis...

Anatomopathologie

» Types histologiques

Le mélanome se développe souvent sur un nævus (grain de beauté) connu depuis longtemps, en zone photoexposée.

Il évolue en deux phases successives :

- une phase de prolifération horizontale dans l'épiderme ;
- une phase de prolifération verticale, infiltrative, qui entraîne le risque métastatique.

Chez le sujet âgé, le mélanome peut se développer à partir d'une dermatose précancéreuse du visage : la mélanose de Dubreuilh.

Les mélanomes des paumes, des plantes et ceux développés sous les ongles ont une extension en profondeur prédominante et sont de plus mauvais pronostic.

» Extension

Métastases cutanées dites « en transit » : s'implantent entre la tumeur primitive et les premiers ganglions de drainage.

Métastases ganglionnaires puis viscérales (les poumons, le foie, le cerveau et les os).

Le risque de métastase est principalement lié à l'épaisseur de la tumeur (indice de Breslow) :

- risque très faible si inférieur à 1,5 mm ;
- risque élevé si supérieur à 4 mm.

Diagnostic

» Circonstances de découverte

Le plus souvent tumeur noire de la peau, en zone exposée au soleil (membres, torse, dos). Il se distingue d'un nævus banal par plusieurs aspects :

- bords irréguliers ;
- polychromie (plusieurs couleurs) ;
- saignement, douleurs...

Plus rarement le diagnostic est fait par la découverte de métastases alors que le primitif est passé inaperçu.

» Diagnostic positif

Toute tumeur noire suspecte doit être enlevée chirurgicalement dans sa totalité.

Il ne faut jamais faire de biopsie.

Le diagnostic sera confirmé par l'examen histologique.

» Bilan d'extension

Uniquement dans les tumeurs volumineuses à risque métastatique élevé : scanner thoracique, hépatique et cérébral, scintigraphie osseuse.

Traitement

» Principes du traitement

La chirurgie

Elle permet le diagnostic histologique et constitue l'étape la plus importante du traitement.

L'exérèse emporte la tumeur dans sa totalité avec une marge de sécurité dont l'importance dépend de la taille de la tumeur.

En cas de métastase ganglionnaire satellite (ganglion palpable), on réalise l'ablation du ganglion.

L'ablation systématique des ganglions non palpables (curage) ou la recherche du ganglion sentinelle peut également être réalisée pour rechercher des métastases microscopiques.

L'immunothérapie

Son objectif est de stimuler la réaction du système immunitaire contre les cellules tumorales. Il s'agit en particulier des anticorps anti-PD1 (nivolumab, pembrolizumab) et anti-CTLA4 (ipilimumab). L'immunothérapie a une efficacité démontrée dans les mélanomes métastatiques, mais également en adjuvant après chirurgie des mélanomes de mauvais pronostic.

La chimiothérapie

Le mélanome est considéré comme peu chimiosensible mais quelques médicaments, tels que le cisplatine, peuvent retarder la progression tumorale.

Les thérapies ciblées

Elles agissent dans les mélanomes présentant une mutation spécifique de l'oncogène B-Raf. Cette mutation est présente dans 40 % des mélanomes et doit être recherchée systématiquement sur la pièce d'exérèse tumorale. Ces thérapies sont utilisées par voie orale. Il s'agit du vemurafenib (*Zelboraf*), du dabrafenib (*Tafinlar*) et du trametinib (*Mekinist*).

» Indications thérapeutiques

Petite tumeur sans envahissement ganglionnaire

Pas de traitement complémentaire après la chirurgie.

Tumeur volumineuse ou présence de métastases ganglionnaires

Le risque de rechute est très élevé après l'exérèse chirurgicale.

Indication à une immunothérapie adjuvante (après la chirurgie) pour diminuer le risque de rechute.

Métastases viscérales ou osseuses

Thérapie ciblée anti-B-Raf si la mutation est présente. Si elle est absente : immunothérapie.

» Résultats des traitements

- Petites tumeurs (épaisseur < 1,5 mm) : le pronostic est très bon avec environ 80 % de guérisons.
- Tumeurs volumineuses (> 4 mm) ou présences de métastases ganglionnaires : la plupart des patients vont rechuter après la chirurgie.

Mélanome malin cutané

Épidémiologie

Facteur de risque **:**
exposition intermittente/exagérée aux UVB

Sujets à risque **:**
peau claire, cheveux blonds, roux.

Indications

Petite tumeur sans envahissement ganglionnaire : chirurgie.

Tumeur volumineuse ou présence de métastases ganglionnaires : chirurgie, immunothérapie.

Métastases viscérales ou osseuses : immunothérapie ± thérapie ciblée.

Diagnostic

Circ. de découverte **:**
→ T. noire de la peau, en zone exposée au soleil.
→ Bords irréguliers, polychromie, saignement, douleur.

Diag. + **:**
→ Toute T. suspectée doit être enlevée.

Bilan d'extension **:**
→ uniquement si T volumineuse/méta.
→ Scan tho, hépatique, cérébral.
→ Scintigraphie osseuse.

Traitements

Chirurgie.
Immunothérapie.
Chimiothérapie.
Thérapies ciblées.

21 Cancers du poumon

Épidémiologie

- *C'est la première cause de décès par cancer* dans le monde (1,1 million de décès par an) et en France (33 000 décès en 2018).
- L'âge médian au diagnostic est de 65 ans.
- Il existe une prédominance masculine nette : 5 hommes pour une femme.
- L'incidence a considérablement augmenté depuis 50 ans, principalement du fait du développement du tabagisme.

» Facteurs de risque

Rôle du tabagisme

C'est le facteur de risque essentiel du cancer bronchique.

Environ 85 % des cancers du poumon sont attribuables au tabagisme. Les fumeurs ont un risque multiplié par 10 de développer un cancer des poumons, comparativement aux sujets non-fumeurs.

On estime que 15 % des fumeurs présenteront un cancer du poumon au cours de leur vie.

Le tabagisme féminin s'est développé plus tard que celui de l'homme. C'est ce qui explique qu'actuellement la fréquence du cancer du poumon augmente chez la femme alors qu'elle s'est stabilisée chez l'homme.

Exposition professionnelle

5 % des cas seraient attribuables à une exposition professionnelle.

Le carcinogène professionnel le plus souvent impliqué est l'amiante (également responsable de mésothéliome). Son activité carcinogène est synergique avec celle du tabac.

Anatomopathologie

» Types histologiques

Il existe deux grands types histologiques de cancers bronchiques, de présentation clinique, de pronostic et de traitement différents :

- les carcinomes à petites cellules (CPC) : 20 % des cas ;
- les carcinomes non à petites cellules (CNPC) : 80 %.

» Extension

Extension locale

Paroi thoracique, plèvre (épanchement pleural).

Organes médiastinaux : péricarde (épanchement péricardique), gros vaisseaux (veine cave supérieure, aorte...), œsophage.

Métastases précoces

- Ganglionnaires au niveau du médiastin.
- Osseuses.
- Viscérales : surrénales, foie, cerveau.

Diagnostic

» Circonstances de découverte

Manifestations pulmonaires

- Toux : symptôme non spécifique, mais son apparition ou la modification d'une toux ancienne chez un fumeur doit impérativement faire rechercher un cancer du poumon.
- Hémoptysie (crachat de sang au cours d'un effort de toux) : signe d'alarme, même si elle ne survient qu'une seule fois.

- Pneumopathie infectieuse récidivante.
- Essoufflement inhabituel.

Signes traduisant une extension locale

- Douleur thoracique (atteinte de la paroi), dysphagie (compression de l'œsophage)...
- Syndrome cave supérieur lié à la compression de la veine cave supérieure par la tumeur ou un ganglion : œdème et cyanose du visage, du cou et des membres supérieurs, dyspnée, céphalées.
- Tumeur de l'apex (sommet du poumon) responsable d'une compression du plexus brachial : douleurs et déficit neurologique dans le membre supérieur.
- Épanchement pleural ou péricardique.

Manifestations traduisant l'extension métastatique

- Douleurs osseuses, crise convulsive.
- Situation fréquente car les métastases sont de survenue précoce.

Syndromes paranéoplasiques

- *Endocriniens* : typiquement sécrétion inappropriée d'hormone antidiurétique par la tumeur responsable d'une hyponatrémie (confusion, coma).
- *Hippocratisme digital* : aspect recourbé des ongles.
- *Neurologiques* : dues à la production d'auto-anticorps. Une des manifestations les plus fréquentes est la polynévrite : douleurs et diminution de la sensibilité des 4 membres.

Syndrome cachectique

Très fréquent au diagnostic.

Thrombose veineuse profonde

Phlébite, embolie pulmonaire.

» Diagnostic positif

- *Radiographie de thorax* : elle peut montrer des signes évocateurs mais le fait qu'elle soit normale n'élimine pas le diagnostic.
- *Scanner thoracique* : examen de référence, il est systématique dès qu'il existe des signes cliniques évocateurs de cancer du poumon.
- *Endoscopie bronchique* : réalisée chez un patient à jeun, après vérification de l'hémostase et sous anesthésie locale. Elle permet de visualiser unc tumcur située sur une grosse bronche mais peut être normale si la tumeur est en périphérie du poumon et non accessible au fibroscope. Elle permet la réalisation de biopsies de la tumeur.
- *Examen histologique* : indispensable pour affirmer le diagnostic et préciser le type histologique. La biopsie peut être réalisée par fibroscopie bronchique, ponction sous scanner ou médiastinoscopie (une fibre optique est introduite dans le médiastin par une incision au-dessus du sternum).
- L'analyse moléculaire de la tumeur doit compléter l'examen histologique. Elle peut permettre de détecter des anomalies pour lesquelles on dispose de thérapeutiques ciblées qui vont être très efficaces. Ces anomalies sont retrouvées dans environ 15 % des adénocarcinomes, essentiellement chez les non-fumeurs. Il s'agit en particulier de mutations du récepteur de l'EGF et de remaniements d'ALK.

» Bilan d'extension

Il doit être complet parce que les métastases sont fréquentes et de siège variable.

Scanner thoracique et abdominal, scanner cérébral, scintigraphie osseuse.

La tomographie par émission de positons au 18-fluorodéoxyglucose (TEP-scan, voir *La tomographie par émissions de positons*, fiche 31) permet de réaliser un bilan d'extension complet en un seul examen.

Il peut visualiser des métastases dans n'importe quel organe sauf le cerveau, un scanner cérébral (ou mieux une IRM) doit donc toujours être réalisé.

Devant des ganglions augmentés de volume dans le médiastin, le TEP-scan permet de préciser s'il s'agit de métastase (ganglion hyperfixant) ou pas (absence de fixation).

» Évaluation du terrain

Rechercher d'autres pathologies liées au tabagisme

Bronchite chronique, insuffisance coronarienne, artérite des membres inférieurs...

Évaluation de la fonction respiratoire

Bilan indiqué si un traitement local, chirurgie ou radiothérapie, est envisagé :

- épreuves fonctionnelles respiratoires ;
- gaz du sang ;
- scintigraphie pulmonaire.

Le but de ce bilan est de déterminer quelle sera la fonction pulmonaire une fois qu'une partie du poumon aura été enlevée (chirurgie) ou détruite (radiothérapie).

Cancer du poumon non à petites cellules

Épidémiologie

Il représente 80 % des cancers du poumon.

Anatomopathologie

Il existe plusieurs types histologiques : adénocarcinome, carcinome épidermoïde et carcinome indifférencié à grandes cellules.

Particularités cliniques

Ils sont le plus souvent diagnostiqués sur des signes respiratoires d'apparition progressive.

Des métastases viscérales ou osseuses sont présentes chez près de la moitié des patients au diagnostic.

Traitement

» Principes du traitement

La chirurgie

C'est le seul traitement curatif.

En fonction de l'extension de la tumeur et de son siège, elle repose soit sur une lobectomie, soit sur une pneumectomie associée à un curage ganglionnaire hilaire et médiastinal du même côté.

Elle est contre-indiquée en cas de métastases à distance et si la fonction respiratoire est trop précaire.

La radiothérapie

Elle est réalisée sur la tumeur et les ganglions satellites.

Elle est généralement associée à la chimiothérapie (radiochimiothérapie) pour en augmenter l'efficacité.

Son indication est le cancer du poumon étendu aux organes de voisinage et inopérable.

Ses effets indésirables sont principalement l'œsophagite (douleurs à la déglutition) et la pneumopathie radique.

La chimiothérapie

La chimiothérapie est surtout utilisée dans les formes localement avancées ou métastatiques. Elle augmente la durée de vie et apporte une amélioration symptomatique chez environ la moitié des patients.

Le cytotoxique de référence est le cisplatine (ou le carboplatine), le plus souvent associé au pémétrexed

(*Alimta*), au paclitaxel (*Taxol*) ou à la gemcitabine (*Gemzar*).

Les thérapies ciblées

Les inhibiteurs du récepteur de l'EGF (osimertinib, erlotinib, géfitinib, afatinib) sont utilisés lorsqu'une mutation du récepteur est mise en évidence. Dans cette situation, ils ont efficacité supérieure à la chimiothérapie et doivent être privilégiés (voir chapitre « thérapeutiques »).

Le crizotinib (*Xalkori*) est un inhibiteur du gène ALK, il est efficace en cas de remaniement de ce gène.

Le bévacizumab (*Avastin*), anticorps anti-VEGF, est utilisé en association avec la chimiothérapie. La présence d'hémoptysies est une contre-indication formelle.

L'immunothérapie par anticorps anti-PD1 ou PDL1 (nivolumab, pembrolizumab, durvalumab) peut être utilisée seule ou en association avec la chimiothérapie.

» Principales indications

Tumeurs localisées opérables d'emblée

Lorsque la fonction respiratoire le permet, le traitement de choix est la chirurgie.

La chimiothérapie postopératoire (adjuvante) diminue le risque de rechute. Elle est indiquée principalement s'il existe un envahissement ganglionnaire.

La radiothérapie est réalisée en cas de contre-indication à la chirurgie ou en postopératoire en cas d'envahissement ganglionnaire médiastinal.

Tumeurs envahissant les organes de voisinage sans métastase à distance

Le traitement repose sur l'association de radiothérapie et de chimiothérapie.

En cas de réduction tumorale satisfaisante, une chirurgie peut parfois être réalisée.

Une immunothérapie par durvalumab est recommandée après la radio-chimiothérapie.

Tumeurs métastatiques

Le traitement spécifique repose sur la chimiothérapie et/ou les thérapies ciblées. Son objectif est centré sur l'amélioration symptomatique. Le choix de la chimiothérapie va être influencé par le type histologique : cisplatine – pémétrexed, s'il s'agit d'un adénocarcinome, cisplatine – gemcitabine ou taxane dans les autres cas.

L'immunothérapie peut être combinée à la chimiothérapie ou être utilisée seule : lorsque la tumeur exprime très fortement la cible PD1, l'efficacité de l'immunothérapie est supérieure à celle de la chimiothérapie.

La radiothérapie est indiquée sur les métastases osseuses hyperalgiques et les métastases cérébrales symptomatiques.

Des traitements palliatifs de la dyspnée peuvent également être proposés (désobstruction bronchique par laser, mise en place de prothèse endobronchique).

» Résultats des traitements

Le pronostic est globalement mauvais car le cancer est inopérable dans ⅔ des cas et l'efficacité de la chimiothérapie faible.

Dans les formes inopérables, l'espérance de vie médiane est de l'ordre d'un an. Très peu de patients sont en vie après 5 ans. L'espérance de vie est cependant plus longue en cas de mutation accessible à une thérapie ciblée. L'immunothérapie peut également avoir un impact très important sur l'espérance de vie lorsque la tumeur y est sensible.

Dans les formes opérées, le pronostic est fonction de l'existence de métastases ganglionnaires. La survie à long terme est supérieure à 50 % en l'absence de métastases ganglionnaires.

Carcinome bronchique à petites cellules

Particularités cliniques

Il s'agit d'un cancer à développement très rapide. Les premiers symptômes sont généralement apparus depuis moins de deux mois. L'aggravation se fait de jour en jour. C'est donc une urgence thérapeutique.

Des métastases extra-thoraciques sont présentes d'emblée dans 70 % des cas.

Les syndromes paranéoplasiques sont fréquents.

Traitement

» Principes du traitement

La chimiothérapie

Le CPC est initialement très chimiosensible.

Le protocole classique repose sur l'association de cisplatine et d'étoposide.

La radiothérapie

Il s'agit d'un cancer également très radiosensible.

Elle est généralement associée à la chimiothérapie.

Elle est utilisée seule à visée symptomatique sur des métastases cérébrales ou osseuses.

La chirurgie

Elle n'est généralement pas possible du fait que le CPC est presque toujours étendu au diagnostic : importance de l'extension locorégionale et grande fréquence des métastases.

» Indications

Le traitement du CPC est une urgence

Tumeurs localisées au thorax (absence de métastase extra-thoracique et d'épanchement pleural)

Le traitement repose sur l'association de chimiothérapie et radiothérapie.

Présence de métastases extra-thoraciques et/ou épanchement pleural

Une polychimiothérapie est réalisée. Elle peut être associée à une immunothérapie.

Irradiation préventive du cerveau

Elle est indiquée si une rémission est obtenue pour diminuer le risque de rechute cérébrale qui est très important.

Traitement symptomatique des complications

Syndrome cave supérieur

Mesures immédiates : anticoagulation efficace par héparine, corticothérapie et surélévation de la tête du lit.

Pose d'une endoprothèse vasculaire en cas d'inefficacité des traitements spécifiques.

Syndrome de sécrétion inappropriée d'ADH

Mesures immédiates : la restriction hydrique, éventuellement associée à des apports de NaCl et à des diurétiques.

» Résultats des traitements

- Le traitement (chimiothérapie ± radiothérapie) permet le plus souvent d'obtenir une réduction tumorale rapide et une nette amélioration symptomatique. Une rémission complète peut souvent être obtenue.
- Le plus souvent, une rechute intervient moins d'un an après l'arrêt du traitement. L'efficacité de la chimiothérapie est alors plus faible.

- Les rechutes cérébrales sont particulièrement fréquentes.
- Malgré l'efficacité initiale des traitements, le pronostic reste catastrophique : l'espérance de vie médiane est de l'ordre d'un an dans les tumeurs métastatiques, un peu plus longue dans les tumeurs localisées au thorax. Très peu de patients sont encore en vie 5 ans après le diagnostic.

Conduite à tenir IDE

Surveillance

COMPÉTENCE 4

- Dyspnée : intensité, retentissement fonctionnel.
- Hémoptysie : apprécier le volume.
- Douleurs.
- État nutritionnel.

Actions à mener

- Proposition d'une aide au sevrage tabagique (surtout pour les patients candidats à la chirurgie) *Compétence 5*.
- Prévention de la dénutrition : recours à des suppléments hypercaloriques et hyperprotidiques, voire proposition d'une alimentation artificielle (entérale ou parentérale) *Compétence 2*.

Cancer poumon

Épidémiologie

1re cause de décès/cancer dans le monde.
Âge médian du diagnostic : 65 ans.
Facteurs de risque :

- Tabac.
- Exposition professionnelle.

Surveillances

Dyspnée.
Hémoptysie.
Douleurs.
État nutritionnel.

Indications

Carcinome bronchique non à petites cellules :

Tumeurs localisées opérables d'emblée : chirurgie.

Tumeurs envahissant les organes de voisinage sans métastase à distance : radiothérapie + chimiothérapie.

Tumeurs métastatiques : chimiothérapie et/ou thérapies ciblées.

Carcinome bronchique à petites cellules :

Tumeurs localisées au thorax : chimiothérapie, radiothérapie.

Présence de métastases extra-thoraciques et/ou épanchement pleural : polychimiothérapie. Irradiation préventive du cerveau. Traitement symptomatique des complications.

Diagnostic

Circ. de découverte :

→ Manifestations pulmonaires.
→ Signes traduisant une extension locale.
→ Manifestations traduisant l'extension métastatique.
→ Syndromes paranéoplasiques.
→ Syndrome cachectique.
→ Thrombose veineuse profonde.

Diag. + : *radio et scan tho, endoscopie bronchique, examen histologique.*

Bilan d'extension : scanner thoracique et abdominal, IRM cérébrale, scintigraphie osseuse, TEPscan.

Évaluation terrain : rechercher d'autres pathologies liées au tabagisme, évaluation de la fonction respiratoire.

Traitements

Carcinome bronchique non à petites cellules : chirurgie, radiothérapie, chimiothérapie, thérapies ciblées.
Carcinome bronchique à petites cellules : chimio, radiothérapie.

22 Cancers de la cavité buccale et des voies aérodigestives supérieures (VADS)

Épidémiologie

- Les voies aérodigestives supérieures regroupent l'oropharynx (amygdales, voile du palais), le rhinopharynx (ou cavum), l'hypopharynx, le larynx, les sinus de la face et les glandes salivaires.
- Leur fréquence est plutôt en diminution.
- Environ 10 fois moins fréquents chez la femme.

» Facteurs de risque essentiels : tabagisme et alcoolisme chroniques

Plus de 95 % des patients atteints par un cancer des VADS sont des fumeurs.

Il existe une synergie entre tabac et alcool.

Rôle de la mauvaise hygiène buccodentaire pour les localisations buccopharyngées.

» Certains cancers des VADS sont sans relation avec l'intoxication alcoolotabagique

- Cancer du cavum : lié au virus d'Epstein Barr, se rencontre chez des hommes jeunes plus souvent originaires d'Afrique du Nord ou de Chine.
- Cancer de l'oropharynx dû au virus HPV sexuellement transmis.
- Cancer du sinus ethmoïdal dû à la sciure de bois (travailleurs du bois, ébénistes, menuisiers). C'est une maladie professionnelle de travailleurs du bois.
- Cancers des glandes salivaires.

Anatomopathologie

» Types histologiques

Le type histologique habituel est le *carcinome épidermoïde*.

Autres types plus rares :

- cavum : carcinome indifférencié ;
- ethmoïde, glandes salivaires : adénocarcinome.

» Extension

Extension progressive dans les tissus voisins.

Extension ganglionnaire cervicale précoce. Les cancers des VADS sont extrêmement lymphophiles.

Métastases viscérales : elles sont rares.

La gravité des cancers des VADS est donc surtout due à l'atteinte locale qui va retentir sur des fonctions physiologiques essentielles.

Diagnostic

» Circonstances révélatrices

Dépistage

Lors d'un examen clinique systématique des patients à risque (antécédent de cancer).

Les états précancéreux intéressent essentiellement les cordes vocales.

Elles constituent un signe d'alarme impliquant l'arrêt de l'intoxication alcoolotabagique.

Syndrome tumoral

Les VADS sont impliquées dans trois grandes fonctions : la phonation, la déglutition et la respiration. Une tumeur développée sur ces structures anatomiques va donc entraîner des perturbations d'une ou plusieurs de ces fonctions :

- phonation : dysphonie révélatrice du cancer de la corde vocale ;

- déglutition : dysphagie pour les solides, puis pour les liquides, douleur à la déglutition (odynophagie), gène à la mastication (tumeur de la cavité buccale) ;
- respiration : dyspnée témoignant d'un cancer laryngé évolué ;
- otalgie (douleurs d'oreille) : le tympan est normal, il s'agit d'une douleur réflexe révélant une tumeur de l'amygdale ou de l'hypopharynx ;
- palpation par le patient d'un ganglion cervical.

Cancer du cavum

Du fait de sa position anatomique au carrefour des cavités nasales et des trompes d'Eustache et à proximité de la base du crâne, le cancer du cavum se révèle par des symptômes spécifiques :

- obstruction nasale unilatérale et épistaxis récidivante ;
- hypoacousie et autophonie (voix qui résonne) ;
- céphalées, diplopie.

» Diagnostic positif

Il nécessite la réalisation d'une biopsie sous anesthésie locale ou générale suivant la localisation de la tumeur.

» Bilan d'extension

Objectifs

Préciser l'extension locale et ganglionnaire.

Rechercher un 2e cancer lié à l'intoxication alcoolo-tabagique.

Panendoscopie sous anesthésie générale

Elle permet un examen direct du larynx et de l'hypopharynx. Une endoscopie œsophagienne et bronchique est réalisée dans le même temps.

Examens radiologiques

- Scanner du cou et de la face.

- Panoramique dentaire : recherche un envahissement osseux pour les tumeurs de la cavité buccale.
- Recherche de métastases à distance : scanner thoraco-abdominal.

Marqueurs tumoraux dans les cancers du cavum

On utilise les anticorps sériques dirigés contre le virus EBV : ils aident au diagnostic, sont corrélés à l'extension et participent à la surveillance suivant le traitement.

» Évaluation du terrain

- Recherche d'autres pathologies liées à l'intoxication alcoolotabagique : cirrhose, bronchite chronique...
- Évaluation de l'état nutritionnel.
- Évaluation de l'état buccodentaire, souvent mauvais : des soins buccodentaires pourront être nécessaires avant radiothérapie ou chimiothérapie. Les chicots et les dents sièges d'une carie importante devront être extraits préalablement.

Traitement

» Principes de traitement

Chirurgie

C'est le traitement de référence mais elle entraîne souvent d'importantes séquelles fonctionnelles et esthétiques. La chirurgie traite la tumeur primitive et les aires ganglionnaires de drainage.

Au niveau de la tumeur primitive

Elle doit permettre de retirer la tumeur dans sa totalité ainsi que les tissus de proximité pour obtenir des marges d'exérèse saines. Plusieurs types de chirurgie peuvent être proposés :

- ablation par voie endoscopique en utilisant le laser : concerne en particulier les tumeurs localisées des cordes vocales ;

- chirurgie fonctionnelle conservant les fonctions de phonation, déglutition et respiration. Elle n'est pas possible dans toutes les localisations. Exemple : laryngectomie partielle;
- chirurgie radicale emportant tout un organe et entraînant des séquelles fonctionnelles importantes. Exemple : laryngectomie totale supprimant la phonation et nécessitant un abouchement définitif de la trachée à la peau (trachéostomie). La rééducation vocale peut cependant permettre de restaurer une communication orale de bonne qualité.

Au niveau des ganglions cervicaux

L'exérèse des ganglions cervicaux est réalisée s'il existe des adénopathies palpables et parfois de façon systématique.

La radiothérapie

- Son efficacité est identique à la chirurgie dans les petites tumeurs.
- Elle concerne la tumeur et dans certains cas les ganglions cervicaux satellites.
- À la phase aiguë, les effets indésirables sont principalement la mucite (entraînant des douleurs majorées par la déglutition) et l'épidermite, qui régresseront à la fin de l'irradiation, et l'asialie (arrêt de la sécrétion salivaire), qui sera définitive.
- Les séquelles sont l'asialie, les scléroses cutanées et l'ostéoradionécrose mandibulaire.

» La chimiothérapie

- Les cytotoxiques les plus utilisés sont le 5-fluoro-uracile, le cisplatine et le docétaxel (*Taxotère*).
- La chimiothérapie est utilisée en association à la radiothérapie dans les tumeurs localement avancées ou seule en situation métastatique.
- Des thérapies ciblées: le cétuximab (*Erbitux*), anticorps monoclonal dirigé contre le récepteur de l'EGF,

et l'immunothérapie anti-PD1 peuvent être utilisés en association avec la chimiothérapie et la radiothérapie.

» Indications des traitements

Dans les petites tumeurs

La radiothérapie exclusive et la chirurgie ont une efficacité identique. Le choix entre les deux va être principalement fonction de la localisation de la tumeur. La chirurgie sera privilégiée si elle est possible sans entraîner de séquelle fonctionnelle ou esthétique trop importante.

Dans les tumeurs plus volumineuses

Les possibilités thérapeutiques sont :

- la chirurgie radicale, souvent invalidante;
- l'association radiothérapie – chimiothérapie lorsque la chirurgie est impossible;
- cas particulier des cancers du larynx volumineux : on débute par une chimiothérapie première. Si l'efficacité est importante, une radiochimiothérapie peut être entreprise avec une probabilité plus importante de guérison, si la chimiothérapie est peu efficace une laryngectomie totale est réalisée.

Les cancers du cavum

Ils sont traités par radiothérapie et chimiothérapie. La chirurgie n'est pas indiquée, exceptée au niveau des ganglions cervicaux.

» Résultats des traitements

Le pronostic est globalement médiocre avec une survie à 5 ans inférieure à 50 %.

Le faible taux de survie est lié en partie au terrain : beaucoup de patients présentent un 2e cancer ou une autre pathologie liée à l'intoxication alcoolotabagique.

Conduite à tenir IDE

Surveillance

COMPÉTENCE 4

» Difficultés de déglutition, fausses routes.

» Dyspnée.

» Difficultés d'élocution.

» Douleurs.

» État nutritionnel.

Actions à mener

» Prises en charge des complications de la radiothérapie *Compétence 2* :

- fluoruration quotidienne des dents à l'aide de gouttières adaptées : favorise la conservation des dents restantes ;
- bains de bouche pluriquotidiens, avec du bicarbonate de sodium en solution à 14 g/L contenant un antifongique, un antiseptique, éventuellement un anesthésique local ;
- l'épidermite est asséchée par l'éosine, éventuellement enduite de *Biafine* (uniquement après la fin de la radiothérapie) ;
- utilisation de salive artificielle si asialie.

» Aide à la réadaptation psychologique, contact avec des associations d'ancien malade *Compétence 5*.

» Proposition d'aide pour le sevrage tabagique et alcoolique *Compétence 5*.

» Prévention de la dénutrition : recours à des suppléments hypercaloriques et hyperprotidiques voire proposition d'une alimentation artificielle entérale (après pose d'une sonde gastrique ou d'une gastrostomie) *Compétence 2*.

Cancer cavité buccale et VADS

Épidémiologie

4e K. chez l'homme.
10x moins fréquent chez la femme.
Fact de risque :
- Tabac-alcool chronique.

Surveillances

Dysphagie.
Dyspnée.
Difficulté d'élocution.
Douleurs.
État nutritionnel.

Traitements

Chirurgie.
Radiothérapie.
Chimiothérapie.

Diagnostic

Circ. de découverte :
Dépistage :
→ Examen clinique systématique patients à risque.
→ État précancéreux → cordes vocales ⇒ → signe alarme intoxication alcoolo-tabagique.
Sd tumoral : Une T. peut engendrer :
→ Dysphonie → K. corde vocale.
→ Dysphagie → T. cavité buccale
→ Dyspnée → K. laryngée.
→ Douleur réflexe (otalgie) → T. amygdale ou hypopharynx.

Diag. + : biopsie sous AL ou AG.

Bilan d'extension : panendoscopie sous anesthésie générale, examens radiologiques, marqueurs tumoraux dans les cancers du cavum.

Évaluation terrain : recherche d'autres pathologies, évaluation état bucco-dentaire et nutritionnel.

23 Leucémie lymphoïde chronique

Les lymphocytes sont des globules blancs chargés en particulier de la production des anticorps et de la défense contre les infections. Ils sont surtout présents au niveau des organes lymphoïdes : les ganglions, la rate, le foie, le thymus et la moelle osseuse. Mais ils peuvent également être retrouvés en plus faible quantité au niveau de nombreux organes non lymphoïdes : les poumons, l'os, le tube digestif...

Des cancers peuvent se développer aux dépens des lymphocytes.

La leucémie lymphoïde chronique est constituée de lymphocytes d'aspect normaux qui s'accumulent dans le sang (leucémie), la moelle osseuse, les ganglions et la rate.

Les lymphomes sont des tumeurs malignes qui prennent naissance dans un ganglion ou plus rarement la rate ou un organe non lymphoïde. L'atteinte de la moelle osseuse est rare et secondaire à l'atteinte des ganglions.

Le myélome multiple est une prolifération dans la moelle osseuse de lymphocytes spécialisés produisant des anticorps (les plasmocytes) et responsables de lésions du squelette.

Les leucémies aiguës lymphoblastiques sont une prolifération intense de lymphocytes anormaux (indifférenciés) dans la moelle osseuse et le sang.

Épidémiologie

Il s'agit de la plus fréquente des leucémies de l'adulte.

Sa fréquence croît avec l'âge : son pic de fréquence se situe entre 50 et 70 ans.

La LLC est deux fois plus fréquente chez l'homme que chez la femme.

Physiopathologie – évolution

Il s'agit d'une maladie d'évolution lente et progressive. Elle peut rester stable pendant de nombreuses années.

Les lymphocytes de la LLC vont progressivement envahir la moelle et gêner son fonctionnement.

» Diminution des cellules sanguines produites par la moelle (insuffisance médullaire)

Globules rouges

Anémie responsable d'une fatigue accrue et d'un risque d'insuffisance cardiaque.

Plaquettes

Thrombopénie responsable de purpura et d'un risque d'hémorragie (digestive, cérébrale). Le purpura est caractérisé par la présence de pétéchies sur la peau : petits points rouges qui ne s'effacent pas à la pression.

Les pétéchies n'ont aucune gravité en eux-mêmes mais sont un signe d'alarme pour la présence d'une thrombopénie.

Polynucléaires neutrophiles

Neutropénie entraînant un risque d'infection.

» Diminution des lymphocytes normaux

Risque accru d'infection (immunosuppression)

Dysfonctionnements du système immunitaire

Responsables de la destruction des globules rouges (anémie hémolytique auto-immune) ou des plaquettes (purpura thrombopénique immunologique).

» Transformation en lymphome agressif (syndrome de Richter)

Les patients présentent une altération de l'état général et un accroissement rapide de la taille des adénopathies.

Le pronostic est très sombre.

Circonstances de découverte

Le plus souvent : découverte fortuite sur un hémogramme d'une hyperlymphocytose (plus de 4 000 lymphocytes/mm^3).

Adénopathies (multiples ganglions palpables au niveau du cou, des creux axillaires et inguinaux) ou splénomégalie (rate augmentée de volume et palpable).

Complications inaugurales : infections ou troubles immunitaires.

Diagnostic positif

Il repose sur l'analyse des lymphocytes sanguins à partir du simple prélèvement d'une veine périphérique.

La recherche de protéines spécifiques présentes à leur surface permet d'affirmer que ces lymphocytes sont anormaux et constituent une LLC : c'est l'immunophénotypage.

Le myélogramme et la biopsie ostéomédullaire ne sont pas nécessaires au diagnostic.

Bilan d'extension

Il repose surtout sur l'examen clinique (présence d'adénopathies, d'une splénomégalie) et l'hémogramme. Le pronostic est plus mauvais s'il existe plus de trois aires ganglionnaires envahies et surtout en cas d'anémie ou de thrombopénie.

Les autres examens biologiques sont réalisés à la recherche d'une complication immunologique : électrophorèse des protides, recherche d'anticorps antiglobules rouges (test de Coombs), recherche d'une hémolyse (haptoglobine, LDH).

Traitement

» L'abstention thérapeutique

Lorsque la LLC est très peu évolutive et n'entraîne pas de retentissement sur les autres cellules sanguines, il est possible de s'abstenir de tout traitement et de simplement surveiller.

» La chimiothérapie

La monochimiothérapie par chlorambucil (*Chloraminophène*)

Elle est administrée par voie orale et sa tolérance est bonne mais son efficacité est inférieure aux traitements plus récents.

La chimiothérapie par fludarabine (*Fludara*) associée au cyclophosphamide (*Endoxan*)

Elle est plus efficace que le chlorambucil mais est associée à un risque important d'infections.

Anticorps monoclonaux

Le rituximab (*MabThera*) et l'obinutuzumab (Gazyvaro) sont des anticorps monoclonaux dirigés contre un récepteur présent à la surface des lymphocytes B, le CD20. *Ils augmentent l'effet de la chimiothérapie.*

Actuellement le traitement de référence chez les patients en bon état général est l'association fludarabine, *Endoxan* et rituximab.

Chez les personnes plus fragiles, le traitement repose sur la combinaison chlorambucil et obinutuzumab.

Dans les formes agressives ou résistantes à la chimiothérapie, des inhibiteurs de tyrosine kinase administrés par voie orale peuvent être efficaces : ibrutinib, idélalisib.

» Mesures symptomatiques

Corticothérapie en cas d'anémie hémolytique auto-immune ou de purpura thrombopénique immunologique.

Patients sous fludarabine ou sous alemtuzumab :

- prévention des infections opportunistes par Bactrim et valacyclovir (*Zelitrex*) ;
- si une transfusion est nécessaire, des produits irradiés doivent être utilisés.

Résultats des traitements

Il s'agit d'une maladie incurable mais d'évolution très lente qui peut n'entraîner aucun symptôme pendant de nombreuses années.

Après une réponse initiale au traitement, des rechutes surviennent à des intervalles de plus en plus courts, jusqu'à un échappement au traitement.

Conduite à tenir IDE

Surveillance

COMPÉTENCE 4

» Anémie : fatigue intense, tachycardie, essoufflement à l'effort.

» Thrombopénie : purpura, saignement du nez ou des gencives.

» Infection : fièvre, altération brutale de l'état général, diarrhée, zona.

Actions à mener

En cas de fièvre, consultation médicale immédiate et la réalisation de prélèvements bactériologiques fonctions du point d'appel (diarrhée, expectoration…) et au minimum des hémocultures *Compétence 2*.

Leucémie lymphoïde chronique

Épidémiologie

Âge d'apparition : 50–70 ans.
LLC 2x plus fréquente chez l'homme que la femme.

Diagnostic

Circ. de découverte : fortuite sur un hémogramme.

Diag. + : analyse des lymphocytes sanguins, recherche de protéines spécifiques.

Bilan d'extension : examen clinique, biologique.

Surveillances

Anémie.
Thrombopénie.
Infection.

Traitements

Abstention thérapeutique.
Chimiothérapie.
Monochimiothérapie par chlorambucil.
Thérapies ciblées.
Mesures symptomatiques.

24 Lymphomes malins hodgkiniens et non hodgkiniens

Les lymphomes malins hodgkiniens

Définition

Les lymphomes forment un groupe hétérogène de pathologies malignes caractérisées par l'existence d'une prolifération de lymphocytes anormaux dans les organes lymphoïdes (ganglions, rate, thymus) ou plus rarement dans d'autres tissus.

On distingue classiquement la maladie de Hodgkin, caractérisée histologiquement par la présence de la cellule de Sternberg, et les lymphomes malins non hodgkiniens, qui ne présentent pas de cellule de Sternberg.

Épidémiologie

La fréquence des lymphomes est en augmentation constante dans les pays développés, sans que l'on n'en sache la cause.

Ils peuvent survenir à tout âge.

» Facteurs de risque

Certaines infections virales, en particulier par les virus VIH et EBV (Epstein Bar Virus).

Un état d'immunosuppression (transplantation d'organe).

Circonstances de découverte

» Syndrome tumoral

Il s'agit surtout d'adénopathies :

- adénopathies superficielles palpables ;
- adénopathies profondes révélées par la compression d'un organe de voisinage.

Mais il peut s'agir aussi de splénomégalie, hépatomégalie...

» Symptômes traduisant une réaction inflammatoire (« symptômes B »)

- Amaigrissement de plus de 10 % du poids du corps au cours des 6 derniers mois.
- Fièvre supérieure à 38 °C persistante.
- Sueurs nocturnes profuses (obligeant le patient à se changer et à changer la literie au milieu de la nuit).
- Prurit inexpliqué : surtout au cours de la maladie de Hodgkin.

Diagnostic positif

» La biopsie ganglionnaire

Adénopathie périphérique : la biopsie est réalisée sous contrôle échographique dans le service de radiologie sous anesthésie locale.

En l'absence de ganglion périphérique : médiastinoscopie si adénopathie médiastinale, ponction-biopsie sous scanner ou cœliochirurgie pour des adénopathies rétropéritonéales.

L'examen anatomopathologique permet le diagnostic positif de lymphome et d'en préciser le type.

Il peut être nécessaire de réaliser des examens supplémentaires afin d'affiner le diagnostic et préciser le pronostic : immunohistochimie, cytogénétique, biologie moléculaire.

Bilan d'extension

» Examen clinique complet

Permettant un inventaire des adénopathies.

» Biologie

Dosage de la lacticodéshydrogénase (LDH) et de la bêta-2-microglobulinémie

Leur augmentation est le reflet d'une masse tumorale importante et est un facteur de mauvais pronostic.

Recherche d'un syndrome inflammatoire

Hémogramme, vitesse de sédimentation, électrophorèse des protéines, fibrinogène, albumine. Sa présence est un facteur de mauvais pronostic, en particulier dans la maladie de Hodgkin.

» Radiologie

Scanner thoraco-abdomino-pelvien ou scintigraphie au 18-fluorodésoxyglucose (TEP-scan).

» Biopsie médullaire

Réalisée à la recherche d'un envahissement médullaire.

» Ponction lombaire

À la recherche d'une atteinte neuroméningée dans les lymphomes malins non hodgkiniens agressifs.

Évaluation du terrain

- Sérologie VIH.
- Évaluation de la fonction cardiaque avant chimiothérapie : échographie cardiaque et l'électrocardiogramme.
- Explorations fonctionnelles respiratoires avant une chimiothérapie intensive avec autogreffe.

La maladie de Hodgkin

Épidémiologie

La maladie de Hodgkin s'observe principalement chez l'adulte jeune (15–35 ans).

Circonstances de découverte

- Adénopathie sus-diaphragmatique (cervicale ou médiastinale) : c'est la circonstance de découverte la plus fréquente.
- Prurit généralisé alors que la peau apparaît saine.
- Signes généraux : fièvre, sueurs.

Diagnostic positif

Il repose sur la biopsie ganglionnaire permettant de mettre en évidence des cellules de Reed-Sternberg.

Principes du traitement

» Proposer une conservation de sperme aux sujets masculins avant chimiothérapie

» Chimiothérapie

Le protocole de référence est l'association ABVD (*Adriblastine*, bléomycine, vindésine et *Déticène*).

» Radiothérapie

Elle est utilisée en association avec la chimiothérapie et est réalisée sur les ganglions atteints.

» Principales indications

- Formes localisées :
  - l'objectif du traitement est d'obtenir une guérison en évitant les complications à long terme ;
  - le traitement de référence est une chimiothérapie (3 à 4 cycles d'ABVD) suivie d'une radiothérapie sur les sites atteints.
- Formes avancées :
  - le traitement de référence est de 8 cycles d'ABVD.

Résultats des traitements

- Les traitements actuels permettent de guérir plus de ⅔ des patients.

- Les formes localisées à une aire ganglionnaire et sans signe inflammatoire sont guéries dans plus de 90 % des cas.
- Le pronostic est un peu moins bon s'il existe des signes généraux ou un syndrome inflammatoire biologique.

Surveillance

» Vérifier l'absence de rechute

Examen clinique, scanner.

» Rechercher des complications tardives de la chimiothérapie

- Stérilité.
- Ménopause précoce chez la femme.
- Insuffisance cardiaque due à la doxorubicine.
- Leucémies aiguës chimio-induites, de très mauvais pronostic.

Les lymphomes malins non hodgkiniens (LMNH)

Il existe de nombreux types de LMNH qui diffèrent par la présentation clinique, la rapidité d'évolution et le pronostic.

Les LMNH peuvent être regroupés en trois catégories :

Les LMNH indolents

Ils sont d'évolution lente et peuvent rester plusieurs années sans entraîner de symptômes importants.

Les traitements permettent souvent d'obtenir une rémission mais les rechutes sont quasi-constantes. Les patients ne peuvent donc généralement pas être guéris.

Le plus fréquent des LMNH indolents est le lymphome folliculaire. La médiane de survie des patients atteints de ce LMNH est de 10 ans.

» Traitement

En fonction des critères pronostiques le traitement des LMNH indolents peut reposer sur une monochimiothérapie (*Chloraminophène*, *Fludara*), une polychimiothérapie (protocole CHOP), voir une autogreffe de cellules-souches circulantes. Un anticorps monoclonal dirigé contre les lymphocytes B (anti-CD20) peut également être efficace, il s'agit du rituximab (*MabThera*). En cas de rechute, un anticorps anti-CD 20 couplé à un isotope radioactif peut être utilisé. On parle de radio-immunothérapie.

Dans les formes asymptomatiques et peu évolutives une abstention thérapeutique peut se justifier.

Les LMNH agressifs

Ils sont d'évolution rapide : les symptômes apparaissent en quelques semaines et l'état du patient s'aggrave rapidement.

En l'absence de traitement, les patients décèdent en quelques semaines.

Les LMNH agressifs sont très chimiosensibles : une rémission complète est très souvent obtenue. Environ la moitié des patients sont guéris par la chimiothérapie.

Les plus fréquents des LMNH agressifs sont les lymphomes diffus à grandes cellules B.

» Traitement

Formes de bon pronostic

Le traitement repose sur l'association d'une polychimiothérapie et de l'anticorps rituximab.

La polychimiothérapie est soit le protocole CHOP soit une chimiothérapie renforcée chez le sujet jeune.

Formes de mauvais pronostic

Une autogreffe de cellules-souches est proposée dès l'obtention de la rémission complète.

L'autogreffe de cellules-souches est réalisée en plusieurs phases :

- réalisation d'une chimiothérapie, suivie d'injections de G-CSF (facteur de croissance) : les cellules normalement présentes dans la moelle osseuse et à partir desquelles se forment les cellules sanguines (cellules-souches) passent dans le sang ;
- les cellules-souches présentes dans le sang sont recueillies par cytaphérèse ;
- une chimiothérapie intensive est réalisée : elle entraîne une baisse profonde et durable des cellules sanguines (aplasie) ;
- pour diminuer la durée de l'aplasie, les cellules-souches du patient lui sont réinjectées.

Les LMNH hautement agressifs

Ils sont d'évolution très rapide. Leur pronostic est plus réservé.

» Le lymphome de Burkitt en est un exemple typique

- Chez l'adulte, il est plus fréquent chez les sujets VIH+ ou africains. Il se présente souvent sous la forme d'une volumineuse tumeur abdominale.
- Chez l'enfant africain, il est lié au virus d'Epstein Barr (EBV) et se présente sous la forme d'une tumeur de la mâchoire.

LMH et LMNH

Épidémiologie

Les lymphomes malins hodgkiniens : augmentation pays développés.

Facteurs de risque :

→ Infections virales, en particulier par les virus VIH et EBV.

→ État d'immunosuppression.

La maladie de Hodgkin : âge : 15–35 ans.

Surveillances

Vérifier l'absence de rechute.
Rechercher des complications tardives de la chimiothérapie.

Indications

La maladie de Hodgkin :

Formes localisées :

→ TTT de référence : chimiothérapie (3 à 4 cycles d'ABVD) + radiothérapie.

Formes avancées :

→ TTT de référence : 6 à 8 cycles d'ABVD + radiothérapie.

Diagnostic

Les lymphomes malins hodgkiniens :
Circ. de découverte :

→ Sd tumoral.

→ Symptômes traduisant une réaction inflammatoire (« symptômes B »).

Diag. + : biopsie ganglionnaire.

Bilan d'extension : examen clinique complet, biologique, radiologie, biopsie médullaire, ponction lombaire.

Évaluation terrain : sérologie VIH, évaluation fonction cardiaque avant chimio, explorations fonctionnelles respiratoires.

La maladie de Hodgkin :
Circ. de découverte :

→ Adénopathie sus-diaphragmatique.

→ Prurit généralisé sur peau saine.

→ Signes généraux : fièvre, sueurs.

Traitements

Les lymphomes malins hodgkiniens : Chimiothérapie.

La maladie de Hodgkin :
Conservation de sperme.
Chimiothérapie. Radiothérapie.

25 Myélome multiple

Épidémiologie

L'âge médian au moment du diagnostic est de 65 ans. Son incidence augmente avec l'âge.

Ses causes sont inconnues.

Physiopathologie

Le myélome multiple est une prolifération maligne de plasmocytes siégeant au niveau de la moelle osseuse. Les plasmocytes sont des lymphocytes spécialisés produisant des anticorps. Ces plasmocytes entraînent l'activation des ostéoclastes, cellules responsables de la destruction de la matrice osseuse.

Les conséquences cliniques sont de trois ordres :

» Production du même anticorps par tous les plasmocytes tumoraux

On parle d'anticorps « monoclonal ».

Cet anticorps est responsable d'une augmentation de la vitesse de sédimentation (VS) et est détecté sur l'électrophorèse des protides du sérum sous forme « d'un pic ».

La production de l'anticorps monoclonal s'accompagne d'une diminution de la production des autres anticorps entraînant un risque accru d'infections (*immunosuppression*).

Une partie de l'anticorps (chaîne légère) va être éliminée dans les urines. Les chaînes légères peuvent s'accumuler dans le rein et être responsables d'une *insuffisance rénale*.

» Lyse osseuse par les ostéoclastes

Elle est responsable de la formation de lacunes osseuses entraînant des douleurs et un risque de fracture.

Le calcium libéré dans le sang peut être responsable d'une hypercalcémie (nausées, constipation, déshydratation, troubles du rythme cardiaque).

» Insuffisance médullaire

Elle est provoquée par la prolifération de plasmocytes dans la moelle osseuse. Elle entraîne une anémie, plus rarement une baisse des plaquettes et des globules blancs.

Circonstances de découverte

- Découverte fortuite sur un examen biologique : augmentation de la VS, pic monoclonal à l'électrophorèse des protides.
- Douleurs en rapport avec la lyse osseuse, fractures pathologiques.
- Fatigue inhabituelle révélant une anémie.
- Complications révélatrices :
  - fracture pathologique, hypercalcémie, compression de la moelle épinière ;
  - insuffisance rénale ;
  - infection sévère.

Diagnostic positif

Le diagnostic de myélome repose sur trois examens principaux.

» Le myélogramme

Présence de plasmocytes anormaux (dystrophiques) dans la moelle osseuse, représentant plus de 10 % de l'ensemble des cellules médullaires.

» Les radiographies du squelette

Elles montrent l'existence de lacunes osseuses caractéristiques.

» L'électrophorèse des protides sériques

Elle montre la présence d'un pic monoclonal.

Une immunofixation permet de préciser le type d'anticorps en cause (IgG, IgA ou IgD).

Une électrophorèse des urines concentrées de 24 heures, avec immunofixation, permet de repérer la présence d'une chaîne légère.

Bilan de retentissement

» Biologie

- Hémogramme : il permet de retrouver une anémie.
- Ionogramme sanguin, créatinémie : recherche une insuffisance rénale.
- Calcémie.
- Bêta-2-microglobuline : son augmentation est le reflet d'une masse tumorale élevée et est de mauvais pronostic.

» Radiologie

Les radiographies de tout le squelette sont systématiques, d'une part pour compter les lésions osseuses, leur nombre ayant une valeur pronostique, et d'autre part pour repérer des lésions préfracturaires susceptibles de bénéficier d'une consolidation par ostéosynthèse.

Principes du traitement

» La chimiothérapie

L'association de melphalan (par voie orale) et de prednisone est le traitement classique.

» L'autogreffe de cellules-souches périphériques

Elle est réalisée après une chimiothérapie utilisant de hautes doses de melphalan.

L'autogreffe améliore la survie des patients par rapport à la chimiothérapie « simple ».

Elle est recommandée chez le sujet jeune (moins de 65 ans).

» La thalidomide et son dérivé, le lénalidomide (*Revlimid*)

Ils sont utilisés actuellement, en association avec le melphalan et la prednisone

Ils sont tératogènes (induction de malformations).

Ses autres effets secondaires sont les thromboses veineuses, la somnolence et la polynévrite.

» Le bortézomib (*Velcade*)

Il est également utilisé en association avec le melphalan et la prednisone

Ses effets secondaires sont la neuropathie, l'hypotension et la diarrhée.

» Les bisphosphonates

Il ne s'agit pas d'une chimiothérapie (ils n'agissent pas sur les cellules malignes) mais d'une famille de médicaments qui préviennent le processus d'ostéolyse : ils diminuent l'intensité des douleurs, réduisent le risque de fractures, et traitent l'hypercalcémie.

Le plus utilisé est l'acide zolédronique (*Zometa*). Il s'administre en une injection intraveineuse mensuelle.

» Indications thérapeutiques

- Patient asymptomatique ; abstention thérapeutique et surveillance.
- Patient symptomatique :
  - moins de 65 ans : traitement d'induction par association dexaméthasone, thalidomide et/ou bortézomib puis melphalan haute dose et autogreffe de cellule-souche ;
  - plus de 65 ans : melphalan, prednisone + thalidomide ou bortézomib.

» Suivi du traitement

L'efficacité du traitement est suivie sur le taux de l'anticorps monoclonal, évalué par l'électrophorèse des protides : une diminution de plus de 50 % de l'anticorps monoclonal sérique traduit une réponse au traitement, tandis qu'une augmentation de plus de 25 % est le signe d'une progression tumorale.

Résultats des traitements

La durée de survie médiane des patients autogreffés est de 7 ans.

Conduite à tenir IDE

Surveillance

COMPÉTENCE 4

» Douleurs osseuses.

» Signes d'hypercalcémie : nausées-vomissements, constipation, somnolence, hypertension artérielle.

» Fièvre.

» Signes d'anémie : tachycardie, pâleur, fatigue.

Actions à mener

» Utilisation prudente des médicaments susceptibles d'aggraver la fonction rénale : administration de produits de contraste iodés, anti-inflammatoires non stéroïdiens, diurétiques *Compétence 4*.

» Fièvre : elle nécessite une consultation médicale immédiate et la réalisation de prélèvements bactériologiques fonctions du point d'appel (diarrhée, expectoration...) et au minimum des hémocultures *Compétence 2*.

Myélome multiple

Épidémiologie

L'âge médian diagnostic : 65 ans.

Surveillances

Douleurs osseuses.
Signes d'hypercalcémie.
Fièvre.
Signe d'anémie.

Indications

Sujet jeune sans comorbidité importante :
TTT d'induction puis auto greffe.

Diagnostic

Circ. de découverte :
→ Fortuite sur examen biologique.
→ Douleur due à une lyse osseuse.
→ Fatigue inhabituelle → anémie.
→ Complications révélatrices.

Diag. + : *myélogramme, radio du squelette, électrophorèse des protides sériques.*

Bilan de retentissement : biologie radiographie.

Traitements

Chimiothérapie.
Autogreffe de cellules souches périphériques.
Immunomodulateurs.
Inhibiteurs du protéasome.
Bisphosphonates.

26 Polyglobulie primitive ou maladie de Vaquez

Il s'agit d'une prolifération anormale des érythroblastes, cellules-souches de la moelle osseuse précurseurs des globules rouges.

Sa principale conséquence est donc l'augmentation du taux de globules rouges dans les sangs définissant *la polyglobulie*.

Épidémiologie

La maladie de Vaquez apparaît généralement entre 50 et 60 ans.

Son étiologie est inconnue.

Circonstances de découverte

Découverte fortuite sur une prise de sang réalisée pour un autre motif.

Symptômes évocateurs d'une augmentation des globules rouges :

- aspect rouge de la peau (érythrose);
- prurit à l'eau chaud, très évocateur;
- céphalées rebelles et ne cédant pas aux antalgiques banaux;
- troubles sensoriels : visuels (brouillards), acouphènes.

Complications :

- liées à un état d'hypercoagulabilité : thromboses veineuses et artérielles;
- hémorragies liées à une mauvaise fonction des plaquettes;
- syndrome d'hyperviscosité : céphalées, déficits neurologiques, troubles sensoriels;

- hyperuricémie responsable de lithiase rénale et de goutte (douleurs articulaires).

Diagnostic positif

Il existe toujours une augmentation au-dessus de la normale du taux de globules rouges et de l'hématocrite, mais cela ne suffit pas au diagnostic.

Pour faire un diagnostic de certitude, il est nécessaire de recueillir plusieurs éléments.

» Diagnostic de polyglobulie (augmentation de la masse globulaire)

La masse globulaire s'évalue par une méthode isotopique utilisant des globules rouges marqués. Cet examen permet d'affirmer la polyglobulie (augmentation du nombre de globules rouges) sans en préciser la cause.

» Critères pour le diagnostic de maladie de Vaquez

Présence d'une splénomégalie clinique

Augmentation du volume de la rate qui devient palpable.

Augmentation des autres lignées sanguines sur l'hémogramme

- Plaquettes supérieures à 400 G/L.
- Globules blancs supérieurs à 12 G/L.

» Recherche d'une mutation du gène JAK2

Cette recherche est faite à partir d'un simple prélèvement sanguin. **Un résultat positif permet d'affirmer le diagnostic**.

Principes du traitement

» Les saignées

Elles sont surtout utiles en urgence pour diminuer rapidement le nombre de globules rouges en cas de complication ou au moment du diagnostic.

L'objectif est d'obtenir un hématocrite inférieur à 50 %.

Il est recommandé de ne pas poursuivre les saignées au long cours.

» La chimiothérapie orale

Elle permet de stabiliser le nombre de globules rouges sans apporter la guérison. Il s'agit de l'hydroxyurée (*Hydréa*), utilisée en première intention, ou du pipobroman (*Vercyte*). Le ruxolitinib est un inhibiteur de JAK2 utilisé en cas d'échec de la chimiothérapie.

» Le phosphore 32

Il s'agit d'une substance radioactive qui va se concentrer au niveau de la moelle osseuse et empêcher la formation de globules rouges.

Une seule prise permet un contrôle de l'hématocrite pendant plusieurs années : utile chez les patients qui ne peuvent recevoir une chimiothérapie orale quotidienne.

Il existe un risque important de leucémie aiguë secondaire, c'est pourquoi ce traitement n'est pas utilisé de façon systématique.

Résultats des traitements

Sous traitement, l'espérance de vie se situe entre 12 et 15 ans ce qui est peu différent de l'espérance de vie des sujets à l'âge où se rencontre habituellement cette maladie.

Cependant, deux complications hématologiques redoutables peuvent survenir à long terme :

- la splénomégalie myéloïde avec myélofibrose : altération de l'état général, splénomégalie. Sur la numération sanguine, apparition de signes d'insuffisance médullaire ;
- la leucémie aiguë myéloblastique, de mauvais pronostic.

Polyglobulie primitive maladie de Vaquez

Épidémiologie

Polyglobulie primitive : environ vers 60 ans.

Diagnostic

Circ. de découverte :
→ Fortuite, symptômes évocateurs d'une augmentation des globules.
Diag. + : l'hématocrite est > à 60 % homme et 56 % femme + présence dans le sang d'une mutation de JAK2.

Traitements

Saignées.
Chimiothérapie orale.
Phosphore 32.
Inhibiteur de JAK2, ruxolitinib.

27 Leucémies aiguës

Physiopathologie

Une leucémie aiguë (LA) est une prolifération maligne de cellules de la moelle osseuse. Ces cellules, appelées blastes, sont normalement chargées de donner naissance aux cellules sanguines matures.

Ces blastes tumoraux vont progressivement envahir la moelle osseuse et vont être retrouvés dans le sang. Ils prolifèrent très rapidement.

Épidémiologie

Cancer pédiatrique le plus fréquent : 80 % sont des LAL et 20 % des LAM.

Chez l'adulte, les LAM sont les plus fréquentes.

» Étiologies

La majorité est idiopathique : sans cause identifiée.

Causes toxiques

- Benzène : exposition à la peinture industrielle.
- Chimiothérapie antitumorale : étoposide, anthracycline, alkylants.

Prédispositions génétiques

Certaines maladies génétiques augmentent le risque de LA. Il s'agit en particulier de la trisomie 21.

Maladies hématologiques

Certaines hémopathies peuvent se compliquer de LA : myélodysplasie, leucémie myéloïde chronique, polyglobulie essentielle.

» Les LA myéloblastiques

Les blastes sont les précurseurs des cellules de la lignée myéloïde : polynucléaires, monocytes, globules rouges et plaquettes.

» Les LA lymphoblastiques

Les blastes sont les précurseurs des lymphocytes.

Évolution – complications

» Insuffisance médullaire

Principale complication de la LA : les cellules sanguines normales ne peuvent être produites du fait de l'envahissement médullaire.

Une ou plusieurs lignées peuvent être concernées : globules rouges (anémie), polynucléaires neutrophiles (neutropénie), plaquettes (thrombopénie).

» Syndrome tumoral

Envahissement de la moelle osseuse

Responsable de douleurs osseuses.

Envahissement des organes lymphoïdes

Adénopathies, splénomégalie.

Envahissement des méninges

Réalise une méningite (céphalées, vomissements, diplopie...).

Envahissement d'autres organes

Peau, gencives, testicule.

» Troubles de l'hémostase

La LA peut s'accompagner d'une CIVD qui se caractérise principalement par des hémorragies liées à la baisse des facteurs de coagulation.

» Syndrome de lyse

Il est dû à la libération de substances par les blastes, spontanément, ou surtout après chimiothérapie :

- *Acide urique* : hyperuricémie responsable d'une insuffisance rénale par précipitation dans les tubules rénaux.

- *Potassium* : hyperkaliémie responsable de troubles du rythme cardiaque.
- *Phosphore* : hyperphosphorémie qui peut également être responsable d'une insuffisance rénale.

Circonstances de découverte

La LA est d'évolution très rapide : les symptômes apparaissent en quelques jours.

L'insuffisance médullaire est la circonstance révélatrice la plus habituelle :

- *anémie* : asthénie, dyspnée d'effort, tachycardie, pâleur ;
- *neutropénie* : responsable d'infections, en particulier d'angines ;
- *thrombopénie* : pétéchies (points rouges sur la peau), hémorragies muqueuses.

Diagnostic positif

Il repose sur un examen au microscope de la moelle osseuse avec comptage des cellules : c'est le myélogramme.

La présence de plus de 20 % de blastes fait le diagnostic de la LA.

La moelle osseuse est généralement obtenue par ponction du sternum.

Pour préciser le type de LA on utilise des techniques de cytochimie et de phénotypage.

On peut ainsi distinguer les LAM de 0 à 7 en fonction de la lignée à laquelle appartiennent les cellules :

- LAM 0 à 2 : myéloblastique (polynucléaires) ;
- LAM 5 : monoblastique (monocytes) ;
- LAM 6 : érythroblastiques (globules rouges) ;
- LAM 7 : mégacaryoblastiques (plaquettes) ;
- Les LAL de 1 à 3.

La recherche d'anomalies moléculaires est également systématique pour préciser le pronostic et orienter le traitement.

Bilan de retentissement

» Recherche de complications

- Hémogramme.
- Exploration de l'hémostase : TP, TCA, fibrinogène.
- Syndrome de lyse : ionogramme sanguin, créatinémie, phosphore, acide urique, LDH.
- Électrocardiogramme.
- Prélèvements bactériologiques si fièvre.

» Bilan préthérapeutique

- Groupe sanguin ABO, rhésus, recherche d'agglutinines irrégulières.
- Échographie cardiaque.
- Si allogreffe de moelle envisagée : typage HLA du patient et de sa fratrie.

Traitement

» La chimiothérapie

C'est la base du traitement des LA qui sont parmi les plus chimiosensibles des pathologies malignes.

Elle est généralement administrée en trois phases successives :

Induction de la rémission complète

Il s'agit d'une chimiothérapie intensive qui va induire une aplasie profonde et nécessiter une hospitalisation d'environ un mois.

Au terme de ce traitement, un myélogramme est réalisé pour vérifier la disparition des blastes anormaux.

- *Dans les LAM* : le protocole habituel repose sur l'association d'une anthracycline et d'*Aracytine*.

- *Dans les LAL* : les associations sont variables mais incluent généralement un corticoïde, la vincristine et une anthracycline.

Phase de consolidation

Lorsqu'une rémission complète est obtenue, une ou plusieurs chimiothérapies, également intensives, sont réalisées.

Phase de maintenance

Une chimiothérapie à doses plus faibles est poursuivie pendant plusieurs mois. Il s'agit généralement d'un traitement oral qui peut être réalisé à domicile.

Prophylaxie neuroméningée

Du fait du risque d'atteinte des méninges, une chimiothérapie par voie intrathécale utilisant le méthotrexate ou l'*Aracytine* est réalisée.

» Allogreffe de moelle osseuse

Utilise les cellules médullaires d'un donneur. Actuellement, ces cellules sont très souvent obtenues par cytaphérèse après stimulation de la moelle osseuse par le G-CSF.

Pour éviter une réaction de rejet, le donneur et le receveur doivent être compatibles pour les groupes HLA. Pour cette raison, le donneur est le plus souvent apparenté au receveur (frère, sœur).

L'allogreffe est indiquée chez les patients de moins de 60 ans, soit en cas de rechute (à condition qu'une nouvelle rémission ait pu être obtenue), soit d'emblée dans des formes graves de LA.

Ses principales complications sont le risque d'infection et la réaction du greffon (la moelle du donneur) contre l'hôte (le receveur).

Mesures associées

Prévention du syndrome de lyse

- Hyperhydratation alcaline intraveineuse (bicarbonate de sodium) en évitant tout apport de potassium.
- Utilisation d'un médicament urolytique pour éviter l'hyperuricémie (*Uricozyme*).
- Surveillance de l'ionogramme sanguin 2 fois par jour en début de chimiothérapie.

Prévention des infections

- Hospitalisation en chambre seule équipée d'un flux laminaire ou à pression positive + isolement protecteur (masque, surchaussures, casaque...).
- Décontamination digestive.
- Bains de bouche antiseptiques.
- Alimentation stérile.

En cas de fièvre

Antibiothérapie à large spectre.

Transfusions

Si anémie mal tolérée ou thrombopénie < 15 000.

Résultats des traitements

LAM

Dans la majorité des cas une rémission complète peut être obtenue mais beaucoup de patients rechutent secondairement.

Le taux de guérison est d'environ 40 %, en fait très dépendant du type de LAM et des anomalies du caryotype.

LAL

70 % des enfants sont guéris mais moins de la moitié des adultes.

Leucémie aiguë

Épidémiologie

Cancer pédiatrique le plus fréquent : 80 % LAL et 20 % LAM.
Chez l'adulte, les LAM sont + fréquentes.
L'âge moyen diagnostic 65 ans.

Diagnostic

Circ. de découverte :
Apparition symptômes en quelques jours :
- → Anémie.
- → Neutropénie.
- → Thrombopénie.

Diag. + : examen microscope moelle osseuse.

Traitements

Chimiothérapie.
Autogreffe ou allogreffe de moelle osseuse dans les formes de mauvais pronostic.

PARTIE

5

Examens complémentaires

28 Examen anatomopathologique

Il s'agit de l'étude directe des tissus et des cellules qui les composent. C'est un examen fondamental pour la prise en charge des cancers.

Rôles de l'examen anatomopathologique

» Confirmer le diagnostic de cancer

Dans la plupart des cas, l'examen anatomopathologique est indispensable au diagnostic positif du cancer.

» Évaluer le pronostic

- En précisant le degré de différenciation de la tumeur, la proportion de cellules en division (index mitotique) ou la présence d'emboles tumoraux dans les vaisseaux.
- Dans certains cancers, un *grade histopronostique* est établi en prenant en compte ces différents critères. Les tumeurs sont alors généralement classées du grade 1 (tumeur de bas grade, peu agressive, de meilleur pronostic) au grade 3 (tumeur de haut grade, très agressive, de plus mauvais pronostique).
- L'examen anatomopathologique de la pièce opératoire permet également de préciser l'extension de la tumeur aux organes voisins et aux ganglions.

» Contrôler la qualité de l'exérèse chirurgicale

Consiste à évaluer si la totalité des cellules cancéreuses a été enlevée en vérifiant que les limites de l'exérèse sont à distance des limites de la tumeur.

Si ce n'est pas le cas, il existe un risque très élevé de rechute.

» Guider le choix des traitements

Par exemple en recherchant la présence de récepteurs hormonaux.

Les différents types de prélèvements

» L'examen cytologique

- Il consiste à examiner au microscope des cellules isolées dont l'aspect peut être évocateur de malignité.
- L'examen cytologique peut être réalisé à partir de liquides d'épanchement (ascite, épanchement pleural...), par une ponction à l'aiguille fine (ganglion) ou par un frottis (exemple : frottis cervicovaginal utilisé pour le dépistage du cancer du col).
- C'est un examen simple, réalisable sans anesthésie.
- Il ne permet pas de diagnostic de certitude de cancer : le diagnostic doit toujours être confirmé par un examen histologique.
- Si la cytoponction d'une tumeur ne retrouve pas de cellule cancéreuse, le diagnostic ne peut pas être éliminé, une biopsie doit être faite.

» La biopsie

Elle consiste à prélever un fragment de la tumeur. Elle permet un *examen histologique*, c'est-à-dire du tissu dans son ensemble.

Elle est réalisée avant le début du traitement pour confirmer le diagnostic, mais également établir des éléments pronostiques qui vont intervenir dans la décision thérapeutique.

Il existe plusieurs types de biopsie.

La biopsie chirurgicale

Il s'agit d'une véritable intervention chirurgicale permettant d'obtenir un fragment de la tumeur. Elle est utilisée le moins possible car elle implique souvent une anesthésie générale et surtout une incision des tissus. Elle est cependant la seule solution en cas de tumeur très profonde. Elle est systématique en cas de suspicion de mélanome cutané : la tumeur est d'emblée enlevée dans sa totalité.

Cet examen peut également être réalisé juste avant l'ablation complète de l'organe atteint pour confirmer le diagnostic. Le résultat histologique est alors donné en quelques minutes alors que le patient reste endormi : on parle *d'examen extemporané*.

La biopsie à la pince d'une muqueuse

Elle est utilisée en cours d'un examen clinique (tumeur du col de l'utérus ou de la cavité buccale) ou d'une endoscopie.

La biopsie transpariétale à l'aiguille

La biopsie est guidée par un examen radiologique : échographie ou scanner. Une anesthésie locale est généralement suffisante.

Ce type de biopsie est contre-indiqué dans certaines localisations du fait du risque de disséminer des cellules cancéreuses sur le trajet de l'aiguille : cancer de l'ovaire ou du rein.

» Examen de la pièce opératoire

L'examen macroscopique

Il consiste à examiner à l'œil nu la pièce opératoire pour préciser la taille de la tumeur et rechercher une extension aux organes voisins.

Au cours de cet examen, le médecin pathologiste va réaliser des prélèvements de différentes parties de la tumeur et des organes qui vont être examinés au microscope.

L'examen microscopique

Il permet de confirmer les paramètres évalués sur les biopsies antérieures : nature de la tumeur et grade histopronostique.

En corrélation avec la macroscopie, il permet également de définir le stade d'extension et la qualité des marges d'exérèse.

Les études complémentaires

Dans quelques cas, l'examen standard au microscope ne permet pas un diagnostic. Des techniques spéciales sont alors utilisées, principalement l'immunohistochimie et la biologie moléculaire.

» L'immunohistochimie

Elle permet la détection dans les cellules tumorales des protéines caractéristiques d'un type tissulaire ce qui peut permettre d'identifier la tumeur primitive : l'antigène spécifique de prostate (PSA), la protéine TTF1 dans le cancer du poumon, la vimentine dans les sarcomes...

La recherche de certains marqueurs sur les cellules tumorales peut également permettre de prédire l'efficacité d'une thérapeutique particulière. Par exemple : la recherche des *récepteurs aux œstrogènes et à la progestérone* permet de prévoir l'efficacité d'une hormonothérapie dans le cancer du sein. La forte présence de la protéine HER2 conduit à proposer un traitement par anticorps anti-HER2 (trastuzumab, *Herceptin*).

» La biologie moléculaire

Elle consiste à rechercher une anomalie au niveau de l'acide désoxyribonucléique (ADN) des cellules cancéreuses (translocation, mutation, amplification...) qui va permettre d'orienter vers un diagnostic et de guider le traitement.

Elle est de plus en plus nécessaire pour poser l'indication de thérapies ciblées.

29 Marqueurs tumoraux

Les marqueurs tumoraux sont des molécules produites par les cellules tumorales et dosables dans le sang.

À un marqueur correspondent un ou plusieurs types de cancer (tableau 4).

Leur dosage dans le sang peut avoir plusieurs intérêts :

Pour le diagnostic de cancer

La plupart des marqueurs ne sont pas spécifiques d'un cancer particulier et peuvent même être élevés dans des pathologies non tumorales : augmentation du CA 19-9 en cas d'ictère, du CA 125 au cours d'un épanchement des séreuses quelle que soit la cause...

Dans certains cas, le taux de marqueur peut rester normal alors qu'il existe un authentique cancer.

En règle générale, les marqueurs tumoraux sont donc peu utiles au diagnostic positif de cancer et ne doivent pas être dosés dans cette indication.

Il existe quelques exceptions indiquées dans le tableau 4. Cependant, le diagnostic de cancer devra toujours être confirmé par l'examen anatomopathologique.

» Une exception : le carcinome hépatocellulaire

Le diagnostic peut être affirmé chez un patient, cirrhotique connu, présentant une tumeur du foie hypervascularisée et une AFP élevée à plus de 400 ng/mL.

» Dépistage d'un cancer

La plupart des marqueurs ne sont pas assez sensibles pour être utilisés dans cette indication. L'exception est le PSA, très souvent utilisé pour le dépistage du cancer de la prostate chez l'homme de plus de 50 ans.

TABLEAU 4. **Principaux marqueurs tumoraux.**

Marqueurs		Indications		Intérêt	
		Dépistage	**Diagnostic**	**Pronostic**	**Surveillance**
Antigène carcino-embryonnaire (ACE)	Tumeurs épithéliales (côlon, estomac, poumon...)	non	non	non	oui
α-fœtoprotéine	Carcinomes hépatocellulaires	oui	oui	non	oui
	Tumeurs germinales	non	oui	oui	oui
Antigène prostatique spécifique (PSA)	Cancer de la prostate	oui	oui	oui	oui
CA 19-9	Cancer du pancréas	non	non	non	oui
CA 15-3	Cancer du sein	non	non	non	oui
CA 125	Cancer de l'ovaire	non	non	non	oui
Neuro specific enolase	Cancer bronchique à petites cellules	non	non	oui	oui
αHCG	Choriocarcinome	non	oui	oui	oui
Thyroglobuline	Cancer de la thyroïde	non	non	oui	oui
Thyrocalcitonine	Cancer médullaire de la thyroïde	oui	oui	oui	oui

Pour l'évaluation du pronostic

Dans certains cancers, le taux de marqueur est proportionnel à la masse tumorale. Un taux élevé traduit alors une maladie étendue et un facteur de mauvais pronostic.

Exemple : AFP et HCG pour le suivi des tumeurs germinales du testicule.

Pour la surveillance

C'est la principale indication du dosage des marqueurs.

» En cours de chimiothérapie ou d'hormonothérapie

L'évolution de leur taux permet d'évaluer l'efficacité du traitement : une diminution du taux traduit généralement l'efficacité.

» Après traitement (chirurgie, radiothérapie, chimiothérapie...)

La persistance d'un taux de marqueur supérieur à la normale traduit généralement la persistance d'un reliquat tumoral et donc l'insuffisance des traitements.

» Au cours de la surveillance post-thérapeutique

Une élévation du taux de marqueur peut révéler une rechute qui devra être confirmée par les examens radiologiques.

30 Scintigraphie osseuse

Elle est utilisée pour la recherche de métastases osseuses.

Principes

- Injection intraveineuse d'un phosphonate marqué au technétium 99 m qui est radioactif.
- Le phosphonate est capté par les cellules chargées de régénérer l'os, les ostéoblastes.
- Le technétium émet des rayons gamma détectés par une gamma-caméra.
- Sur le cliché du squelette, les régions qui apparaissent hyperfixantes sont celles où l'activité des ostéoblastes est augmentée.
- Cette hyperactivité des ostéoblastes peut traduire la présence d'une métastase mais peut également être secondaire à un traumatisme, une infection...

En pratique

- Le patient ne doit pas être à jeun et il doit avoir bu abondamment.
- Après injection intraveineuse du traceur, le patient doit patienter environ deux heures, le temps que le traceur se concentre dans l'os.
- Un examen du corps entier par la gamma-caméra est réalisé en 15 minutes.
- Le patient peut ensuite reprendre une activité et une alimentation normale.

Intérêts

Examen sensible pour la détection de métastases osseuses, il permet de visualiser l'ensemble du squelette.

Inconvénients/limites

» Les hyperfixations ne sont pas spécifiques des métastases (fracture récente, tumeur bénigne, arthrose)

Il est donc généralement nécessaire de réaliser un examen de confirmation centrée sur la zone hyperfixante : radiographie standard, scanner, IRM…

» Elle ne détecte pas certaines métastases osseuses

Certaines métastases n'entraînent aucune réaction des ostéoblastes et ne sont donc pas détectées par la scintigraphie (myélome multiple, cancer du rein…)

» Interférences médicamenteuses

Certains médicaments peuvent gêner l'interprétation de la scintigraphie en diminuant la fixation du traceur sur l'os : les bisphosphonates, la chimiothérapie ou l'hormonothérapie.

La scintigraphie n'est donc pas un bon examen pour le suivi de l'efficacité des traitements.

» Contre-indication

La grossesse.

31 Tomographie par émission de positons au [^{18}F]-déoxyglucose (TEP-scan)

Principes

- Chez un sujet à jeun au repos, les tissus normaux n'utilisent plus le glucose présent dans le sang mais vivent sur leur réserve. Les cellules malignes continuent à utiliser le glucose et peuvent ainsi être repérées. Certains organes continuent également à utiliser le glucose : le cœur et le cerveau.
- Le 18-fluorodéoxyglucose est du glucose radioactif capté préférentiellement par les cellules cancéreuses. Sa radioactivité est détectée par une caméra spécifique.
- La présence d'une zone hyperfixante dans le corps traduit généralement la présence de cellules malignes.
- La réalisation simultanée d'un scanner permet de localiser précisément la zone d'hyperfixation.

En pratique

- Le patient doit être à jeun depuis au moins 6 heures. Il peut cependant boire de l'eau ou toute autre boisson non sucrée. Il ne doit pas être perfusé avec une solution glucosée.
- Un contrôle de la glycémie est systématique juste avant l'injection dc produit radioactif pour vérifier l'absence de diabète décompensé.
- Après l'injection intraveineuse de 18-fluorodéoxyglucose, le patient doit patienter environ une heure avant l'enregistrement des images qui dure une heure.

- Pendant tout l'examen, le patient doit rester allongé sans bouger, au calme.

Intérêts

Il permet en un seul examen une évaluation du corps entier à la recherche de tumeurs malignes.

Il est utilisé principalement pour le bilan d'extension (recherche de métastases), en particulier des cancers du poumon, de l'œsophage, du col de l'utérus et des lymphomes.

Inconvénients/limites

» Une hyperfixation n'est pas spécifique du cancer

Une hyperfixation n'est pas toujours en rapport avec le cancer et peut correspondre à un foyer infectieux et/ou inflammatoire.

» Le TEP-scan peut rester normal au cours d'un cancer

Certaines tumeurs malignes à développement lent ne fixent pas ou peu : la normalité du TEP-scan ne permet donc pas d'éliminer le diagnostic de cancer.

» Le TEP-scan ne permet pas l'exploration du cerveau

Le cerveau présente une hyperfixation diffuse physiologique. Dans le cadre du bilan d'extension du cancer du poumon, il faut donc toujours réaliser un scanner cérébral.

» Les traitements anticancéreux peuvent modifier les résultats

Le TEP-scan peut être faussement positif après une intervention chirurgicale.

À l'inverse, il peut être faussement négatif après radiothérapie ou chimiothérapie.

» Contre-indications

Le diabète déséquilibré car il peut fausser les résultats.

La grossesse.

Autres TEP-scan

D'autres traceurs peuvent être utilisés pour les cancers qui ne fixent pas le glucose : choline ou PSMA dans le cancer de prostate, dopamine dans les tumeurs endocrines...

PARTIE

6

Médicaments

32 Principes généraux de la prise en charge thérapeutique

La prise en charge thérapeutique du patient atteint de cancer présente plusieurs aspects qui ne se limitent pas au traitement antitumoral lui-même.

Les traitements antitumoraux

Les traitements antitumoraux, dits également « spécifiques », visent à éliminer les cellules tumorales.

» Les traitements locaux

La chirurgie

C'est le principal traitement du cancer. Très peu de cancers peuvent être guéris sans que la tumeur primitive soit enlevée chirurgicalement.

La chirurgie du cancer obéit à certaines règles en particulier l'exérèse en un seul bloc de la totalité de la tumeur avec une marge de sécurité.

La radiothérapie

Elle peut être utilisée seule ou plus souvent en complément de la chirurgie.

» Les traitements systémiques

Ils ont une action générale. Ils vont exercer leurs effets non seulement sur la tumeur primitive mais également sur des cellules métastatiques. Il en existe de nombreux types :

- chimiothérapie ;
- hormonothérapie ;

- immunothérapie ;
- thérapies ciblées : anti-angiogéniques et inhibiteurs de voies de signalisation.

Prise en charge des symptômes et des complications liés au cancer

- Traitement de la douleur.
- Maintien de l'état nutritionnel ou correction d'une dénutrition.
- Prévention de la thrombose veineuse profonde par l'injection quotidienne d'une héparine de bas poids moléculaire (surtout chez les patients alités).
- Soutien psychologique et mesures d'accompagnement socioprofessionnel.

Prise en charge des complications des traitements : rôle de l'IDE

» Éducation thérapeutique du patient

Le patient doit être informé des modalités de chaque traitement, de ses effets indésirables prévisibles et des mesures préventives pour en améliorer la tolérance. C'est un rôle fondamental de l'IDE (voir Annonce du diagnostic, fiche 3) pour permettre au patient de mieux accepter son traitement.

» Évaluation et traitement de la douleur (voir Prise en charge de la douleur, fiche 54)

- En concertation avec l'équipe médicale, veiller à ce que le patient dispose d'un traitement antalgique adapté dès l'initiation de la prise en charge et sans attendre le diagnostic final.
- Évaluation pluriquotidienne de la douleur par une EVA.
- Proposition au patient du traitement antalgique prescrit à la demande.

» Évaluation de l'état nutritionnel

Poids, taille permettant d'évaluer l'indice de masse corporelle et le pourcentage d'amaigrissement (par rapport au poids avant le diagnostic de cancer).

» Soutien psychologique pendant tout le temps de la prise en charge

Reformulation des informations données par le médecin, écoute, proposition d'aides psychologique, sociale, diététique.

33 Chimiothérapie

On regroupe sous le terme de chimiothérapie anticancéreuse un ensemble de médicaments qui ont en commun de provoquer la mort des cellules cancéreuses en ciblant leur ADN.

Aucun de ces traitements n'est parfaitement spécifique des cellules malignes. Ils induisent donc des effets indésirables importants liés à leur action sur les cellules normales. Leur index thérapeutique est étroit, c'est-à-dire que la dose minimale efficace est proche de la dose mortelle.

Principales indications de la chimiothérapie

» Traitement adjuvant

Après une exérèse complète de la tumeur, la chimiothérapie adjuvante permet de détruire les micrométastases et de diminuer le risque de rechute. Ce type de traitement est en particulier indiqué dans les cancers du sein et du côlon.

» Traitement d'induction

Il s'agit d'une chimiothérapie réalisée avant le traitement local (chirurgie ou radiothérapie).

- Elle est indiquée lorsque l'extension importante de la tumeur rend impossible un traitement local optimal (cancer du poumon T4, cancer de l'ovaire) ou contraint à une chirurgie mutilante.
- Elle peut aussi être réalisée même si l'intervention est techniquement possible, on parle alors de chimiothérapie néo-adjuvante :
  - pour réduire l'importance du geste : ainsi, un cancer du sein de plus de 3 cm nécessite

normalement une mastectomie. La chimiothérapie néo-adjuvante, peut rendre une tumorectomie suffisante si la tumeur diminue suffisamment ;

- si le risque d'évolution métastatique paraît très important, il peut être plus efficace de réaliser la chimiothérapie avant l'intervention plutôt qu'après, même si la nature du geste n'est pas modifiée : avant gastrectomie totale pour un cancer de l'estomac, avant cystectomie totale pour un cancer de vessie.

» En phase métastatique

La chimiothérapie a rarement un objectif curatif : cancer du testicule, certains cancers de l'enfant.

Le plus souvent elle permet d'augmenter l'espérance de vie et d'améliorer les symptômes en induisant une rémission transitoire mais sans permettre la guérison (cancers du sein, du côlon, de la prostate, du poumon...).

Modalités d'administration

La plupart des médicaments de chimiothérapie s'administrent par voie veineuse.

Pour faciliter et rendre plus sûre l'administration intraveineuse, celle-ci est de préférence faite *via* une voie veineuse centrale (voir fiche 35).

L'administration est discontinue : le traitement se fait généralement sur une journée (parfois 2 à 5 jours consécutifs) et est renouvelé toutes les deux à trois semaines. Chaque période de traitement est appelée *cycle*. La prescription se fait en nombre de cycles, qui définit la durée du traitement.

Règles de prescription

Pour minimiser au maximum le risque de toxicité et pour obtenir une efficacité optimale, la prescription et son exécution doivent être très précises.

» Posologie

Elle est généralement adaptée à la surface corporelle du patient, qui est calculée à partir de son poids et de sa taille. La prescription doit indiquer la posologie en mg (ou g) par m^2 et la dose totale qui va être administrée.

» Nature du soluté utilisé pour la dilution

Généralement glucosé à 5 % ou sérum physiologique. L'oxaliplatine précipite avec le sérum physiologique.

Le plus souvent actuellement, la poche est préparée par la pharmacie hospitalière.

» Durée de la perfusion

Elle doit être précisée dans la prescription et suivie scrupuleusement. Un raccourcissement ou surtout un allongement de la durée de perfusion peuvent considérablement augmenter la toxicité. L'ordre d'administration des cytotoxiques peut également être important.

» Intervalle entre chaque cycle

S'il est diminué, il existe un risque accru de toxicité mais l'efficacité peut être diminuée s'il est allongé.

Principales contre-indications

» Grande altération de l'état général

On considère généralement qu'un patient alité plus de 50 % de la journée ne peut recevoir de chimiothérapie (indice OMS de 3 ou plus) sauf s'il s'agit d'un cancer très chimiosensible (cancer du testicule, lymphome...).

» Infection non contrôlée par un traitement antibiotique

Risque d'aggravation de l'infection en cours de chimiothérapie.

» Déficience d'un organe

Fonction du médicament utilisé et de ses toxicités.

Exemples : les anthracyclines peuvent induire une insuffisance cardiaque. Elles sont donc contre-indiquées en cas d'insuffisance cardiaque préexistante, au risque de l'aggraver. Les taxanes sont métabolisés par le foie. Ils sont contre-indiqués en cas d'anomalies importantes du bilan hépatique. Enfin, d'autres médicaments sont contre-indiqués en cas d'insuffisance rénale (cisplatine, méthotrexate, pémétrexed...).

Un cas à part : le 5-fluoro-uracile (5FU) et ses dérivés (capécitabine) sont métabolisés par une enzyme, la dihydropyrimidine déshydrogénase (DPD). Cette enzyme est totalement déficiente chez environ 1 % de la population qui court un risque mortel en cas d'administration de 5FU.

Avant une première administration de 5FU, une déficience en DPD doit systématiquement être recherchée par un examen sanguin.

Principaux effets indésirables

La toxicité associe des effets communs à tous les agents de chimiothérapie et des toxicités spécifiques de chaque médicament.

» Les toxicités aiguës

- Elles se manifestent de quelques heures à quelques jours après la chimiothérapie.
- Plusieurs toxicités aiguës sont communes à tous les agents de la chimiothérapie mais leur intensité varie d'un médicament à l'autre.
- La toxicité aiguë s'exerce en particulier sur les tissus à renouvellement rapide : cellules sanguines (globules blancs, plaquettes, globules rouges), muqueuses (buccale et digestive surtout), peau et cellules des follicules pileux.

L'asthénie

- Effet très fréquent mais d'intensité très variable d'un patient à l'autre.
- Elle est généralement maximum une semaine après la chimiothérapie.

- Elle a tendance à se majorer au fur et à mesure de la répétition des traitements.

Nausées et vomissements

- C'est un effet secondaire fréquent et très redouté par les patients.
- L'intensité des nausées-vomissements varie beaucoup d'un médicament à l'autre. Les produits de chimiothérapie peuvent être ainsi classés en faiblement, moyennement ou fortement émétisant (tableau 5).
- On distingue les nausées-vomissements immédiats, retardés et anticipés.

Les nausées et vomissements immédiats

- Ils surviennent dans les 24 premières heures qui suivent la chimiothérapie.
- Ils sont plus fréquents et plus intenses sur certains terrains : sujet jeune, anxieux, antécédent de vomissements lors d'une chimiothérapie précédente, antécédent de mal des transports ou de vomissements pendant une grossesse.
- Les vomissements immédiats sont généralement bien prévenus par les médicaments anti-émétiques.
- Les nausées sont plus difficiles à contrôler et peuvent être responsables d'une anorexie qui va participer à la dénutrition du patient.

TABLEAU 5. Pouvoir émétisant des principaux médicaments de chimiothérapie.

Faible	Intermédiaire	Élevé
Vinorelbine	Irinotécan	Cisplatine
5-fluoro-uracile	Topotécan	Cyclophosphamide
Méthotrexate	Taxanes	Ifosfamide
Bléomycine	Étoposide	Anthracyclines
Gemcitabine		Cytarabine

Les nausées et vomissements retardés

- Ils surviennent au-delà de 24 heures et peuvent se prolonger plusieurs jours.
- Ils s'observent surtout après traitement par cisplatine.
- Leur traitement est plus difficile.

Les nausées et vomissements anticipés

- Ils surviennent avant même l'administration de la chimiothérapie.
- Il s'agit en fait d'un réflexe conditionné survenant chez un patient qui a subi des vomissements intenses lors d'une chimiothérapie précédente.
- Les nausées-vomissements anticipés sont plus fréquents sur un terrain anxieux.

Toxicité hématologique

Elle est due à un effet de la chimiothérapie sur les cellules de la moelle osseuse chargées de renouveler les cellules sanguines circulantes : globules blancs, globules rouges et plaquettes.

La baisse des globules blancs (leucopénie)

- Elle concerne surtout les polynucléaires neutrophiles (neutropénie) et survient 5 à 7 jours après la chimiothérapie.
- Un taux de polynucléaires neutrophiles inférieur à 0,5 G/L est associé à un risque très augmenté d'infection bactérienne ou fungique grave. La survenue d'une fièvre chez un patient neutropénique est une urgence thérapeutique (voir Neutropénie fébrile chimio-induite, fiche 36).
- Le taux de polynucléaires neutrophiles revient à la normale 2 à 3 semaines après la chimiothérapie.

La baisse des plaquettes (thrombopénie)

- Elle suit l'évolution de la leucopénie mais est plus rare.
- Elle est responsable d'un risque d'hémorragie surtout si le taux de plaquettes est inférieur à 20 g/L.

La baisse des globules rouges (anémie)

Elle est progressive : le taux d'hémoglobine diminue au fur et à mesure de la répétition des traitements et ne remonte pas ou peu après chaque cycle.

Toxicité muqueuse

Au niveau de la muqueuse buccale

- La chimiothérapie est responsable d'aphtes et d'abrasions qui entraînent des douleurs et des difficultés pour s'alimenter : on parle de mucite ou de stomatite.
- La muqueuse altérée peut facilement être surinfectée par le *Candida albicans* ou le virus herpétique. Ces infections majorent encore l'intensité des symptômes.

Au niveau de la muqueuse digestive

- La chimiothérapie est responsable d'une diarrhée qui peut se compliquer d'une déshydratation et de déséquilibres ioniques.

Alopécie

- L'alopécie est un effet secondaire très redouté des patients. Son impact psychologique est majeur. Il est le signe extérieur du patient cancéreux, sous chimiothérapie.
- L'alopécie chimio-induite débute généralement un mois après l'initiation de la chimiothérapie.
- Elle peut être incomplète ou totale.
- Elle touche les cheveux mais aussi parfois les poils et les cils.
- Elle est toujours réversible : la repousse débute entre un et deux mois après la fin des chimiothérapies et se fait habituellement au rythme d'un centimètre/mois.
- La fréquence de l'alopécie chimio-induite est fonction des médicaments utilisés et des doses (tableau 6).

TABLEAU 6. Risque d'alopécie pour les principaux médicaments anticancéreux.

Risque élevé	Risque modéré	Risque faible	Risque nul
Anthra-cyclines	Cytarabine	Carboplatine	Cisplatine
Taxanes	Méthotrexate	5-fluoro-uracile	Gemcitabine
Cyclopho-sphamide	Vinorelbine	Bléomycine	
Ifosfamide		Pémétrexed	

Toxicité veineuse

- Certaines chimiothérapies altèrent la paroi des veines : les veines deviennent dures, douloureuses et difficiles à ponctionner.
- Si le produit passe accidentellement à l'extérieur de la veine (extravasation), il peut entraîner une nécrose des tissus.
- Cette complication est gravissime : elle rend nécessaire l'utilisation d'une voie veineuse centrale et une surveillance continue de la perfusion.
- Les produits les plus veinotoxiques sont les anthracyclines, les taxanes et les alcaloïdes de la pervenche.

» Les toxicités tardives

- Elles sont dues à l'altération de tissus à renouvellement lent : rein, cœur, poumon gamètes et tissu nerveux.
- Elles sont généralement spécifiques d'un médicament ou d'une famille de médicaments.
- Elles se manifestent cliniquement après plusieurs cycles de chimiothérapie voire plusieurs mois après la fin du traitement.
- Elles peuvent être irréversibles.

La toxicité gonadique

Elle est responsable d'une stérilité chez l'homme et la femme voire chez la femme d'une ménopause précoce. Le risque est dépendant du type de chimiothérapie utilisée (risque maximum avec les agents alkylants), de la dose et de la durée de cette chimiothérapie.

L'effet mutagène

L'effet mutagène des cytotoxiques expose à un effet tératogène (risque de malformation) chez la femme enceinte (principalement au premier trimestre de la grossesse) et à des leucémies aiguës, dites secondaires, en particulier avec les alkylants, l'étoposide et les anthracyclines. Ces leucémies secondaires sont de très mauvais pronostic.

Prise en charge d'un patient sous chimiothérapie : rôle de l'IDE

» Avant le premier cycle de chimiothérapie

Éducation thérapeutique du patient : principaux effets secondaires attendus et mesures préventives.

Interrogatoire du patient :

- recherche des contre-indications à la chimiothérapie prévue ;
- prise de médicaments susceptibles d'interférer avec la chimiothérapie ;
- terrain anxieux et antécédent de mal de transport : risque accru de nausées-vomissements.

» Avant chaque nouveau cycle de chimiothérapie

Il faut interroger le patient pour connaître les effets secondaires observés lors du traitement précédent :

- la survenue d'un effet secondaire grave pourrait contre-indiquer la reprise du traitement ou nécessiter la diminution des doses ;

- il faut passer en revue les principaux symptômes pouvant être induits par la chimiothérapie : fatigue, nausées-vomissements, fièvre, douleurs buccales, diarrhée, constipation, fourmillement ou insensibilité des extrémités ;
- l'intensité de chaque symptôme est évaluée en faisant préciser son retentissement fonctionnel (sur la prise d'aliment, le sommeil, les activités quotidiennes...) et les mesures éventuellement prises.

» Conditions pour l'administration de la chimiothérapie

- Absence de toxicité sévère ou associée à un retentissement fonctionnel lors du cycle précédent.
- Conditions cliniques : apyrétique, pression artérielle et fréquence cardiaque dans les limites de la normale.
- Avant chaque cycle de chimiothérapie il faut réaliser au minimum un hémogramme avec formule sanguine et une évaluation de la fonction rénale par un dosage de la créatinémie.

Prise en charge des principales complications

Nausées-vomissements : voir Prévention des nausées et vomissements.

Complications hématologiques : voir *Neutropénie fébrile chimio-induite*.

» Fièvre

Elle se définit par une température corporelle supérieure ou égale à 38,3 °C une fois ou une température supérieure à 38 °C lors de deux mesures faites à 1 heure d'intervalle. Chez un patient recevant une chimiothérapie la survenue d'une fièvre impose toujours une consultation médicale immédiate, au besoin *via* le service des urgences, et la réalisation d'un hémogramme. Le diagnostic à évoquer en priorité est la neutropénie fébrile. Lorsque la fièvre survient dans les 24 heures qui suivent la chimiothérapie elle peut être induite directement par la chimiothérapie (gemcitabine, oxaliplatine, bléomycine) et ne nécessite aucun traitement en dehors du paracétamol. Néanmoins, si la fièvre persiste ou s'accompagne de signes de mauvaise tolérance (frissons, asthénie...) il faut évoquer une infection de la voie veineuse centrale.

» Mucite

La surinfection des muqueuses doit être prévenue par l'utilisation de bains de bouche antiseptiques. Par exemple : 400 mL de bicarbonate de sodium à 1,4 % mélangé avec un flacon d'hexétidine, bain de bouche à répéter 3 fois par jour. La surinfection candidosique est traitée systématiquement par un antifongique en suspension buvable, tel que le fluconazole (*Triflucan*). L'ajout de *Fungizone* dans les bains de bouche n'est pas recommandé car a très mauvais goût et est neutralisé par le bicarbonate.

» Alopécie

Prévention par l'utilisation d'un casque réfrigérant : il doit être posé avant le début de la chimiothérapie et être maintenu pendant tout le temps de la perfusion. Pour rester efficace, il doit être changé toutes les 30 minutes. Il n'est pas toujours supporté par les patients et n'est efficace que pour les perfusions très courtes (< 30 min). Quand l'alopécie s'installe : proposer aux patients de couper leurs cheveux afin que leur perte paraisse moins importante, suggérer quelques moyens simples pour masquer celle-ci : foulard, turban, bonnet, chapeau et autres couvre-chefs mais surtout, prothèse capillaire. La prothèse capillaire doit être proposée avant que l'alopécie ne soit complète afin que le patient puisse choisir une perruque proche de sa coiffure habituelle. Elle est partiellement remboursée par l'assurance maladie et les mutuelles.

34 Radiothérapie

La radiothérapie est l'utilisation de *radiations ionisantes* à visée thérapeutique. Elle est utilisée dans le traitement de plus de la moitié des cancers, le plus souvent en association avec la chirurgie et/ou la chimiothérapie.

On distingue :

- *La radiothérapie externe :* la source radioactive est placée à l'extérieur du patient.
- *La curiethérapie :* la source radioactive est placée au contact du volume à traiter.
- *La radiothérapie métabolique :* administration par voie générale d'un élément radioactif

Rayonnements

Plusieurs types de rayonnement peuvent être utilisés en radiothérapie externe :

- *Les rayonnements électromagnétiques*, constitués de photons : les plus utilisés. Ils sont généralement produits par un accélérateur à particules.
- *Les rayonnements particulaires* : électrons, neutrons et protons d'utilisation plus rares.

Radiothérapie externe

» Indications

À visée curative ou de rémission prolongée

- Radiothérapie seule : certains cancers ORL, cancer de la prostate.
- En association avec la chimiothérapie (chimioradiothérapie) : cancers du poumon, du col de l'utérus, du rectum.

- Après une chirurgie pour diminuer le risque de rechute : cancer du sein, de l'endomètre.

À visée palliative pour soulager des symptômes

- Métastases osseuses (douleurs, compressions médullaires).
- Métastases cérébrales.
- Tumeur hémorragique pour arrêter un saignement.

Déroulement de la radiothérapie externe

L'irradiation de l'organe cible est réalisée en plusieurs séances, appelées fractions.

On réalise généralement une séance par jour, 5 jours sur 7.

La dose de radiothérapie est mesurée en Gray.

La dose (30 à 60 Gy) et la durée de la radiothérapie (2 à 6 semaines) sont fonctions de l'indication et de l'organe irradié :

- 30 Gy en 2 semaines pour une irradiation antalgique ;
- 60 Gy en 6 semaines pour une irradiation curative.

Mise en œuvre

Afin de limiter au maximum les effets secondaires tout en permettant une efficacité maximale sur les cellules tumorales, le volume à irradier, appelé *volume cible* doit être précisément défini. Ce volume cible sera par exemple la tumeur, une marge de sécurité autour de la tumeur et les aires ganglionnaires de drainage.

Le volume cible doit être repéré au sein même du patient. Pour cela, il faut mettre en place un *système* de contention dans lequel le patient sera immobilisé, permettant de s'assurer que l'irradiation est toujours réalisée exactement dans le même volume à chaque séance.

Avant de débuter la radiothérapie, le rayonnement est ciblé précisément dans le volume à traiter. Cette étape nécessite la réalisation d'un scanner : on parle de *centrage*. Des marques repères sont dessinées sur la peau du patient correspondant à la région traitée.

La radiothérapie stéréotaxique robotisée (*CyberKnife*) est une nouvelle technique qui permet d'irradier de façon très précise une tumeur pas trop grosse. Cette technique est en particulier utilisée pour traiter des métastases lorsqu'elles ne sont pas trop nombreuses ou une tumeur primitive lorsque la chirurgie est contre-indiquée.

Effets indésirables

On distingue les effets indésirables précoces et les effets tardifs :

» Les effets précoces

Ils sont la conséquence d'une atteinte des tissus à renouvellement rapide : peau, muqueuse et moelle osseuse.

Ils sont observés en cours d'irradiation et dans les jours qui suivent et sont fonction de la topographie de l'irradiation.

Ces effets aigus guérissent sans séquelles sous traitement symptomatique.

- *Peau* : érythème puis épithélite exsudative.
- *Thorax* : œsophagite (douleurs à déglutition, dysphagie).
- *ORL* : stomatite, perte du goût, arrêt de la sécrétion salivaire.
- *Abdomen* : nausées, vomissements, diarrhée, douleurs.
- *Pelvis* : cystite (brûlures urinaires, mictions fréquentes), rectite (diarrhée).

L'irradiation peut augmenter l'inflammation péritumorale et provoquer ainsi une majoration transitoire des symptômes liés à la tumeur (douleurs, hypertension intracrânienne). Le patient doit être prévenu de ce risque qui peut nécessiter une augmentation des antalgiques et/ou l'introduction de corticoïdes.

» Les effets tardifs

Ils apparaissent plusieurs mois à quelques années après la fin de l'irradiation et sont irréversibles :

- *thorax* : sténose de l'œsophage, destruction du poumon irradié, sténose d'une artère coronaire, péricardite ;
- *abdomen* : sténose de l'intestin grêle ;
- *pelvis* : petite vessie (mictions fréquentes), sténose du rectum, du vagin, rectorragies...

  Cancer secondaire en zone irradiée.

La curiethérapie

On en distingue deux types :

» La curiethérapie interstitielle

La source radioactive est implantée au sein même de la tumeur. Exemples : cancer de prostate, certains cancers ORL.

» La curiethérapie de contact

La source radioactive est appliquée contre le volume ou l'organe à irradier. Exemple : curiethérapie du col de l'utérus qui utilise une source radioactive placée dans le vagin au contact du col.

» La curiethérapie peut être administrée de deux façons

La curiethérapie à bas débit de dose

La source radioactive doit être laissée en place quelques jours et le patient doit être hospitalisé en chambre protégée.

La curiethérapie à haut débit de dose

Elle permet un traitement rapide sans hospitalisation.

La radiothérapie métabolique

Elle consiste à administrer par voie orale ou IV un élément radioactif qui va se concentrer dans le tissu à traiter.

- L'iode 131 se concentre dans la thyroïde et après l'ablation de celle-ci dans les métastases de cancer de la thyroïde :
  - administration orale ou 1 ou 2 fois ;
  - nécessaire des mesures de radioprotection stricte. Un isolement en chambre plombée est parfois nécessaire.

35 Utilisation d'une chambre à cathéter implantable (CCI)

Description de la chambre à cathéter implantable

La CCI est composée de deux parties :

» La chambre implantable

Elle va être placée sous la peau, généralement sur le thorax, juste sous la clavicule, le plus souvent à droite.

Il s'agit d'un cylindre creux d'environ 2,5 cm de diamètre et 1,3 cm d'épaisseur.

Elle est en acier inoxydable. Une de ses faces, placée sous la peau, est constituée par une membrane en silicone, appelée septum, qui peut être traversée par une aiguille.

» Le cathéter

Il est relié à la chambre implantable par un système de verrouillage.

Son extrémité est placée dans la veine cave supérieure juste au-dessus de l'oreillette droite.

Ce système permet donc de réaliser une perfusion dans une veine de gros calibre en piquant à travers la membrane de la chambre implantable.

» Intérêts de l'utilisation de la CCI

La CCI est utilisée principalement en cancérologie pour l'administration de chimiothérapies antitumorales mais également pour la réalisation d'alimentations parentérales. Les intérêts sont multiples.

Préserver le capital veineux des patients

La perfusion dans une veine de gros calibre (veine cave) diminue le risque de toxicité pour les parois veineuses. Au niveau des veines périphériques, la réalisation d'une chimiothérapie entraîne rapidement une sclérose des veines qui deviennent non ponctionnables.

Il n'est pas nécessaire de repiquer le patient à chaque injection.

Améliorer le confort des patients

La CCI évite les douleurs occasionnées par des ponctions veineuses répétées. La traversée de la peau pour atteindre la chambre implantable est généralement peu douloureuse et la douleur peut être prévenue par l'application d'un anesthésique local en patch.

Pendant la perfusion, les mains du patient sont libres. Il peut se déplacer plus facilement.

Améliorer la sécurité de la perfusion

La CCI diminue le risque d'extravasation mais ne le supprime pas complètement : une surveillante étroite de la perfusion reste nécessaire.

Diminuer le risque infectieux

Par rapport à l'utilisation d'un cathéter central dont l'extrémité proximale est à l'extérieur du patient.

Conditions de pose

Vérification du bilan d'hémostase et de la numération plaquettaire, radiographie de thorax de face récente.

Arrêt des traitements anti-agrégants (l'aspirine peut généralement être poursuivie si son indication est impérative) et anticoagulant.

Le patient doit être capable de supporter la position allongée sur un plan dur pendant au moins 30 minutes : prévoir si besoin l'administration d'un antalgique avant la pose.

Pose du cathéter et de la chambre implantable réalisés par un anesthésiste ou un chirurgien.

Au bloc opératoire, dans des conditions d'asepsie chirurgicale.

Sous anesthésie locale.

Le médecin réalise la première injection dans la chambre implantable (généralement au bloc).

Si le traitement doit être débuté dans les trois jours qui suivent la pose, une aiguille doit être laissée en place car un œdème peut se développer secondairement qui empêchera la ponction la première semaine.

La bonne position de l'extrémité distale du cathéter est vérifiée par la réalisation d'une radiographie de thorax de face et de profil. Celle-ci doit impérativement être vue par le médecin avant de débuter la chimiothérapie et conservée dans le dossier médical.

Conditions d'utilisation

« L'IDE est habilitée à accomplir sur prescription médicale la surveillance, les injections (à l'exception de la première) et perfusions des cathéters veineux centraux et de montages d'accès vasculaires implantables mis en place par un médecin » (décret du 15 mars 1993).

Un anesthésique local type *Emla* peut être appliqué une heure avant la perfusion sur la peau.

Vérifier le bon état de la peau en regard de la chambre implantable.

Conditions rigoureuses d'asepsie.

Utilisation obligatoire d'aiguilles spécifiques : aiguilles de Huber ou aiguilles Gripper. Ces dernières sont utilisées pour les perfusions et doivent être changées tous les 7 jours.

Toujours utiliser des seringues de volume supérieur ou égal à 10 mL.

Complications/précautions d'utilisation

» Infections

Infection du cathéter

Le patient présente une fièvre isolée. Le diagnostic repose sur la réalisation d'hémocultures sur la CCI et sur une veine périphérique (les hémocultures poussent uniquement ou plus vite sur la chambre implantable qu'en périphérie) et sur le fait qu'aucun autre foyer infectieux n'est mis en évidence.

Le traitement initial repose sur une antibiothérapie intraveineuse (utilisation d'une veine périphérique) et la réalisation de verrous antibiotiques sur la CCI. L'ablation de la CCI est souvent nécessaire. Cependant si l'évolution est favorable sous antibiotique et le germe considéré comme peu agressif, il est possible de conserver la CCI et de l'utiliser à nouveau.

Infection cutanée en regard de la chambre implantable et/ou du cathéter

La peau est rouge et inflammatoire. On peut noter un écoulement de pus qui sera prélevé systématiquement. Le germe le plus souvent en cause est le *staphylocoque doré*.

L'utilisation de la CCI est formellement contre-indiquée et son ablation s'impose.

» Obstruction de la chambre implantable et/ou du cathéter

Se manifeste par l'impossibilité de perfuser et l'absence de reflux sanguin alors qu'il était initialement présent.

Conduite à tenir :

- ne pas chercher à injecter de force ;
- faire une radiographie de thorax pour vérifier la bonne position du cathéter ;

- demander une opacification du cathéter pour visualiser le siège de l'obstruction.

 Deux types d'obstruction :

- Par un caillot

 L'injection de très petites doses d'un fibrinolytique (Urokinase) peut être efficace.

- Précipitation d'un soluté ou d'un médicament

 L'obstruction est irréversible, la CCI doit être changée.

» Thrombose veineuse

La présence du cathéter favorise la survenue de thromboses veineuses.

Elle se manifeste par un gonflement du bras et un ralentissement des perfusions voire une obstruction du cathéter.

Le diagnostic repose sur l'échographie Doppler ou le scanner thoracique avec injection.

Il faut débuter rapidement un traitement anticoagulant.

» Extravasation

Elle peut entraîner avec certains produits (anthracyclines, alcaloïdes de la Pervenche, taxanes) des lésions cutanées et sous-cutanées très importantes.

Exceptionnellement, elle est due à une désinsertion du cathéter du fait d'une rupture du système de verrouillage. Elle peut avoir été occasionnée par une injection sous trop haute pression (utilisation intempestive d'une seringue de moins de 10 mL).

Plus souvent, l'extravasation est due à une aiguille mal fixée qui s'échappe du septum lors d'un mouvement du bras du patient.

36 Neutropénie fébrile chimio-induite : traitement et prévention

Diagnostic

- Se présente comme une fièvre sans point d'appel infectieux chez un patient ayant reçu une chimiothérapie une à deux semaines auparavant.
- Le diagnostic est confirmé par l'hémogramme qui retrouve un taux de polynucléaires neutrophiles inférieur à 0,5 g/L.
- Il s'agit d'une urgence thérapeutique car, en l'absence d'antibiothérapie adaptée, l'infection peut évoluer en quelques heures vers le choc septique et le décès.

Examens complémentaires

- Bilan infectieux :
  - deux séries hémocultures réalisées immédiatement sur milieu aéro- et anaérobie sur la chambre implantable et sur une veine périphérique ;
  - examen cytobactériologique des urines, radiographie de thorax ;
  - uniquement sur signe clinique : prélèvement de gorge (mucite), coproculture (diarrhée).
- Évaluation du retentissement général : ionogramme sanguin, créatinémie, bilan hépatique.
- Bilan prétransfusionnel : phénotype érythrocytaire (deux déterminations), recherche d'agglutinines irrégulières.

Traitement

» Hospitalisation

Elle est la règle. Le patient doit disposer d'une chambre seule mais l'isolement protecteur n'est en règle pas nécessaire. Dans certains cas, il est possible que le patient retourne à domicile après quatre heures de surveillance hospitalière et la première administration d'antibiotique.

» Antibiothérapie

- Elle doit être débutée immédiatement (aux urgences) après la réalisation des examens bactériologiques.
- Elle se fait généralement par voie intraveineuse mais la voie orale est possible en l'absence de signe de gravité.
- Elle peut être interrompue après deux jours d'apyrexie et si les polynucléaires neutrophiles sont supérieurs à 0,5 g/L et qu'aucun germe n'est identifié.

» Mesures associées

- Bains de bouche en cas de mucite; anticoagulation préventive si alitement.
- Transfusions :
  - concentré plaquettaire si taux < 15 g/L ou présence d'une hémorragie;
  - culots globulaires principalement en fonction de la tolérance clinique, systématiques si taux d'hémoglobine < 7,0 g/dL.

» Cas particulier des patients présentant une leucémie aiguë

La neutropénie est généralement prolongée (> 7 jours), faisant courir un risque d'infection fongique. Ces patients doivent être hospitalisés dans une chambre à pression positive ou à flux laminaire. Une décontamination digestive est également nécessaire.

» Surveillance

Hémodynamique, température, diurèse toutes les 4 à 6 heures.

Prévention

Diminution des doses de chimiothérapie après la survenue d'un premier épisode de neutropénie fébrile lorsque la chimiothérapie n'a pas d'objectif curatif.

Prescription de facteur de croissance granulocytaire, le G-CSF :

- diminue la durée et la profondeur de la neutropénie ;
- diminue le risque de neutropénie fébrile ;
- une injection sous-cutanée pendant 5 à 7 jours à débuter 2 à 3 jours après la fin de la chimiothérapie ;
- forme retard : PEG-GCSF (*Neulasta*, une injection unique le lendemain de la chimiothérapie) ;
- effet indésirable : douleurs osseuses, en particulier au niveau du bassin ;
- indications :
  - d'emblée si chimiothérapie à forte dose ou terrain très fragilisé faisant un risque élevé de neutropénie fébrile,
  - après la survenue d'un premier épisode de neutropénie fébrile.

37 Érythropoïétine

Physiopathologie

- L'érythropoïétine (EPO) est une hormone normalement produite par le rein. Elle stimule la production de globules rouges par la moelle osseuse.
- La chimiothérapie exerce un effet toxique sur la moelle osseuse et ralentit la production de globules rouges, d'où l'apparition progressive d'une anémie.
- L'anémie est responsable d'une fatigue qui altère beaucoup la qualité de vie des patients. Elle peut également se compliquer de problèmes cardiaques.
- L'administration d'EPO accélère la production de globules rouges et peut permettre de corriger l'anémie induite par la chimiothérapie.

Indications

Anémie inférieure à 10 g/dL chez un patient recevant une chimiothérapie, après avoir éliminé les autres causes d'anémie (hémorragie, carence en fer ou en vitamines).

Modalités d'administration

- Un bilan d'anémie est nécessaire avant de débuter le traitement pour vérifier l'absence de carence en fer ou en vitamines.
- Plusieurs érythropoïétines disponibles d'efficacité similaire.
- Administration en une injection sous-cutanée par semaine.
- L'efficacité est évaluée au bout de 4 semaines sur le taux d'hémoglobine.

- Surveillance mensuelle du taux d'hémoglobine : l'EPO est arrêtée si le taux atteint 12 g/dL.

Effets indésirables

Ils sont dus principalement à une prescription excessive, responsable d'un taux d'hémoglobine supérieur à la norme : céphalées, risque de thrombose vasculaire.

Contre-indications

- Thrombose récente.
- Cancer localisé pour lequel il existe un projet curatif en raison du risque théorique de favoriser la croissance des tumeurs.

38 Cisplatine

Il cible directement l'ADN des cellules tumorales et entraîne leur mort.

Il appartient à la famille des *agents alkylants*.

Indications

Elles sont très larges : cancers digestifs (œsophage, estomac), pulmonaires, urologiques (vessie, testicule), ORL, gynécologiques (utérus).

Effets indésirables spécifiques

» Toxicités aiguës

- Très émétisant.
- Insuffisance rénale aiguë : peut être fatale.
- Troubles ioniques : hyponatrémie, hypomagnésémie, hypocalcémie.

» Toxicités chroniques

- *Neurologiques* : polynévrite se caractérisant par des fourmillements et une diminution de la sensibilité des extrémités. Peut devenir très invalidante (difficultés à marcher, pour tenir des objets, pour écrire...), régresse très lentement après l'arrêt du traitement.
- *Surdité et acouphènes irréversibles.*
- *Insuffisance rénale chronique, hypertension artérielle.*

Modalités d'administration

» Vérification de la fonction rénale

Par le dosage de la créatinémie et surtout en calculant la clairance de la créatinine à partir du poids et de la taille. Une clairance de la créatinine inférieure à 50 mL/minutes contre-indique l'emploi du cisplatine.

» Hyperhydratation

- Elle est indispensable pour prévenir l'insuffisance rénale aiguë.
- Elle comporte l'administration intraveineuse de solutés riches en chlorure de sodium avant (500 mL sur 1 heure) et pendant la perfusion de cisplatine (2 L sur 6 heures).
- Contrôle de la diurèse pour vérifier que les reins fonctionnent normalement.
- Apports supplémentaires en magnésium et calcium.
- Pas de diurétique sauf en cas d'hypertension ou d'œdèmes.

Associations médicamenteuses contre-indiquées

- Anti-inflammatoire non stéroïdien, diurétique.
- Injection d'iode pour scanner.

Contre-indications

- Neuropathie ou surdité préexistantes.
- Insuffisance rénale.
- Déshydratation (risque d'insuffisance rénale).

Médicaments analogues au cisplatine

Ils ont l'intérêt de ne pas être toxiques pour les reins.

» Oxaliplatine

- Indiqué principalement dans les cancers du côlon, du pancréas et de l'estomac.
- Provoque une polynévrite aiguë : fourmillements des extrémités et de la bouche (paresthésies) augmentés par le froid.

» Carboplatine

- Indiqué principalement dans les cancers de l'ovaire, utérins ou pulmonaires ou en cas d'insuffisance rénale préexistante.
- Ne provoque pas de neuropathie et est beaucoup moins émétisant. Très hématotoxique.

39 Ifosfamide (*Holoxan*) et cyclophosphamide (*Endoxan*)

Indications

- Lymphomes.
- Cancer du sein.
- Sarcomes.

Effets indésirables spécifiques

» Toxicité vésicale

La cystite hémorragique se manifeste par une hématurie et des douleurs vésicales. Elle doit être systématiquement prévenue par l'administration d'un antidote, le mesna (sauf pour de faibles posologies de cyclophosphamide < 600 mg/m^2).

» Encéphalopathie

Elle peut survenir après l'injection de fortes doses d'ifosfamide : confusion, crises convulsives, somnolence, voire coma. Elle est prévenue en partie par l'administration de bicarbonates. Sa survenue impose l'arrêt de l'ifosfamide et l'administration de bleu de méthylène.

» Toxicité rénale

Fuite urinaire de sels minéraux entraînant hypokaliémie, hypophosphorémie, présence de sucre dans les urines (glycosurie, détectée à la BU) en l'absence de diabète, réaction faussement positive pour la recherche de protéines dans les urines.

Modalités d'administration

- Administration IV toutes les 3 semaines.
- L'ifosfamide est généralement administré 3 jours de suite.
- Perfusion de 30 minutes (cyclophosphamide) ou de 3 à 24 heures (ifosfamide).
- Administration concomitante de mesna par voie intraveineuse ou orale.

Contre-indication

Insuffisance rénale.

40 Alcaloïdes de la pervenche

Substances dérivées de la pervenche de Madagascar, ils agissent en bloquant la division des cellules cancéreuses.

Il en existe quatre actuellement commercialisés :

- la vincristine : *Oncovin* ;
- la vinblastine : *Velbe* ;
- la vinorelbine : *Navelbine* ;
- la vinflunine : *Javlor*.

Indications

- Vincristine et vinblastine : lymphomes, leucémie aiguë, tumeurs pédiatriques.
- Vinorelbine : cancer du sein, cancer du poumon.
- Vinflunine : cancer de vessie.

Effets indésirables spécifiques

» Aigus

- Constipation pouvant aller jusqu'à l'occlusion par paralysie intestinale.
- Toxicité veineuse et cutanée en cas d'extravasation.
- Toxicités hématologiques : neutropénie (sauf pour la vincristine).

» Chroniques

- Polynévrite : surtout fréquente avec l'*Oncovin*.

Modalités pratiques

- Administration IV en injection rapide (vincristine) ou lente, sur 30 minutes (vinorelbine).

- La vinorelbine est disponible en gélule. La posologie doit alors être augmentée par rapport à la voie IV (25 mg IV : 60 mg *per os*). La voie orale est plus émétisante que la voie IV.
- Traitement laxatif systématique, surtout si vincristine ou vinorelbine *per os*.

Contre-indications

- Neuropathie préexistante.
- Insuffisance hépatique.
- Occlusion intestinale.

L'éribuline (*Halaven*)

Elle dérive d'une éponge marine mais son mécanisme d'action est assez proche des alcaloïdes de la pervenche.

- Indication : cancer du sein métastatique.
- Toxicité principalement hématologique.

41 Taxanes

Ils agissent également au moment de la division cellulaire. Ils sont obtenus à partir de l'if. Trois sont utilisés :

- le paclitaxel : *Taxol* et sa forme liposomale (*Abraxane*) ;
- le docétaxel : *Taxotere* ;
- le cabazitaxel : *Jevtana*.

Principales indications

- Cancer du sein (paclitaxel, docétaxel).
- Cancer du poumon (paclitaxel, docétaxel).
- Cancer de la prostate (docétaxel, cabazitaxel).
- Cancer de l'ovaire (paclitaxel).
- Cancers ORL (docétaxel).
- Cancer de l'estomac (docétaxel).
- Cancer du pancréas (paclitaxel liposomal).

Effets indésirables spécifiques

» Aigus

- Allergies fréquentes.
- Réactions cutanées.
- Toxicité veineuse et cutanée en cas d'extravasation.
- Toxicité hématologique.

» Chroniques

- Polynévrite.
- Altérations des ongles : coloration noire, fragiles, douloureux (docétaxel).
- Œdèmes des mollets, prise de poids (docétaxel).

Modalités d'administration

- Administration IV sur 1 heure (docétaxel, cabazitaxel) ou 3 heures (paclitaxel) toutes les 3 semaines ou paclitaxel hebdomadaire.
- Prémédication antiallergique avec corticoïde systématique.

Contre-indications

- Neuropathie préexistante.
- Insuffisance hépatique.

42 Anthracyclines

Se fixent sur l'ADN et empêchent sa réplication. Les plus utilisées actuellement sont :

- la doxorubicine : *Adriamycine* ;
- l'épirubicine : *Farmorubicine* ;
- la daunorubicine.

Indications

- Doxorubicine : cancer du sein, lymphomes, sarcomes…
- Épirubicine : cancer du sein.
- Daunorubicine : leucémies aiguës.

Effets indésirables spécifiques

» Aigus

- Toxicité hématologique, mucite (peut être prévenue en faisant sucer de la glace pendant la perfusion).
- Toxicité veineuse et cutanée en cas d'extravasation.
- Coloration orangée des urines (prévenir le patient), pigmentation au niveau des plis.
- Alopécie.

» Chroniques

Insuffisance cardiaque irréversible

Le risque est plus important chez les enfants, les sujets âgés et les personnes présentant une maladie cardiaque préexistante.

Il est impératif de ne pas dépasser une dose cumulée maximale au-delà de laquelle le risque d'insuffisance cardiaque devient très important.

Leucémie aiguë secondaire

Survenant en moyenne deux ans après la fin du traitement, de très mauvais pronostic.

Modalités d'administration

Injection intraveineuse de 15 à 30 minutes le plus souvent (mais des durées de perfusion de 2 à 24 heures sont possibles).

Contrôle de la fonction cardiaque systématique avant l'initiation du traitement par échographie ou fraction d'éjection isotopique, puis régulièrement en cours de traitement.

Contre-indications

- Insuffisance cardiaque préexistante.
- Insuffisance hépatique.
- Radiothérapie concomitante : risque de réaction grave.

Anthracyclines liposomales

Elles ont l'intérêt d'être très peu cardiotoxiques et de ne pas induire d'alopécie.

- Doxorubicine liposomale pégylée (*Caelyx*) :
  - une perfusion d'une heure toutes les quatre semaines ;
  - cancers de l'ovaire et du sein ;
  - toxicités spécifiques : syndrome main-pied (réaction cutanée très douloureuse au niveau des paumes et des plantes, parfois aussi au niveau des plis et des zones de friction).
- Doxorubicine liposomale non pégylée (*Myocet*).

43 5-fluoro-uracile

Il empêche la synthèse de l'ADN : il appartient à la famille des antimétabolites.

Indications

Cancers digestifs, en particulier du côlon, cancer du sein, cancers ORL.

Effets indésirables spécifiques aigus

- Mucite, diarrhée.
- Spasme coronaire (très rare) : le rétrécissement brutal du diamètre d'une artère coronaire entraîne une douleur thoracique et surtout un risque d'infarctus du myocarde, de troubles du rythme cardiaque et de mort subite.

Modalités pratiques

- Une première administration de 5FU doit systématiquement être précédée d'une recherche de déficit en déhydropyrimidine déshydrogénase (DPD) par un prélèvement sanguin. Le déficit en DPD qui est exceptionnel est responsable d'une toxicité accrue du 5FU.
- Administration IV le plus souvent en perfusion continue sur 48 heures, voire plus. La perfusion continue peut être poursuivie à domicile si le patient dispose d'une CCI. Une injection d'acide folinique est réalisée juste avant la perfusion de 5FU pour en accroître l'efficacité.

- La survenue d'une douleur thoracique chez un patient traité par 5FU doit conduire à :
  - l'arrêt immédiat de la perfusion en cours ;
  - l'appel immédiat du médecin qui prescrira un médicament antiangineux ;
  - la réalisation d'un ECG en urgence ;
  - un bilan biologique avec dosage des enzymes cardiaques.

La capécitabine (*Xeloda*)

Analogue du 5FU administrable par voie orale :

- 2 prises par jour, 2 semaines sur 3 ;
- les effets secondaires sont identiques à ceux du 5FU. Elle peut en plus être responsable d'un syndrome main-pied : chaleur, rougeur puis douleurs des paumes et des plantes imposant l'arrêt immédiat du traitement ;
- les modalités d'administration doivent être parfaitement expliquées au patient : ne pas rattraper une prise en cas d'oubli, arrêter immédiatement en cas d'effet secondaire ;
- la capécitabine est contre-indiquée en cas d'insuffisance rénale.

44 Méthotrexate

Il s'agit d'un antimétabolite.

Indications

- Leucémies aiguës de l'enfant, lymphomes.
- Cancer du sein.
- Ostéosarcome.
- Tumeurs trophoblastiques (du placenta).

Effets indésirables aigus spécifiques

- Mucite, diarrhée.
- Insuffisance rénale aiguë par précipitation du médicament dans les tubules rénaux lorsque des doses importantes sont utilisées. Cette précipitation doit être prévenue par l'alcalinisation des urines (pH urinaire > 7).

Modalités pratiques

- Administration IV en 30 minutes à 4 heures (fonction de la dose).
- La dose administrée varie beaucoup en fonction des indications : de 50 mg à près de 20 g ! Les doses les plus importantes sont administrées dans l'ostéosarcome, on parle alors de méthotrexate à haute dose.
- Utilisation de fortes doses :
  - alcalinisation des urines par perfusion de bicarbonate de sodium, le pH urinaire doit être contrôlé régulièrement et doit rester supérieur à 7 ;
  - injection d'un antidote 24 heures après la perfusion de méthotrexate pour diminuer la toxicité hématologique et muqueuse : l'acide folinique ;
  - contrôle quotidien du taux sanguin de méthotrexate (méthotrexatémie).

Médicaments contre-indiqués

Les anti-inflammatoires non stéroïdiens.

Contre-indications

- Insuffisance rénale.
- Épanchement pleural ou abdominal (ascite).

45 Pémétrexed (*Alimta*)

Il s'agit d'un antimétabolite.

Indications

- Adénocarcinome du poumon.
- Mésothéliome pleural.

Effets indésirables aigus spécifiques

- Mucite, diarrhée.
- Réaction cutanée allergique.
- Hématotoxicité.

Modalités pratiques

- Administration IV en 30 minutes toutes les 3 semaines.
- Prise systématique de vitamines pour limiter la toxicité, *à débuter 1 semaine avant le premier cycle* :
  - vitamine B12 1 000 µg : 1 injection IM toutes les 9 semaines ;
  - acide folique 0,4 mg : 1 cp par jour (attention : ne pas utiliser de formes plus fortement dosées en acide folique).

Prémédication corticoïde pour éviter les réactions allergiques.

Médicaments contre-indiqués

Les anti-inflammatoires non stéroïdiens.

Contre-indication

Insuffisance rénale.

46 Gemcitabine

Il s'agit d'un antimétabolite.

Indications

- Cancer du poumon (surtout le carcinome épidermoïde).
- Cancer du sein.
- Cancer du pancréas.
- Cancer de l'ovaire.
- Cancer de la vessie.
- Sarcomes.

Effets indésirables aigus spécifiques

- Fièvre, syndrome pseudogrippal dans les heures suivant l'injection.
- Toxicité hématologique, surtout thrombopénie; cytolyse hépatique.

Modalités pratiques

Administration IV en 30 minutes sur un rythme hebdomadaire (attention : l'utilisation d'une durée de perfusion plus longue augmente les effets secondaires).

Contre-indications

- Insuffisance rénale ou hépatique sévère.

Radiothérapie concomitante : risque de réaction grave.

47 Irinotécan (*Campto*)

Il se fixe sur l'ADN et empêche sa réplication.

Indications

- Cancer du côlon.
- Cancer de l'estomac.
- Cancer du pancréas.

Effets indésirables aigus spécifiques

- *Syndrome cholinergique* : pendant ou juste après la perfusion, douleurs abdominales, diarrhée, hypersalivation.
- Diarrhée retardée, survenant environ cinq jours après l'injection.

Modalités d'administration

- Injection sous-cutanée d'atropine juste avant le début de la perfusion pour prévenir le syndrome cholinergique.
- Perfusion sur 60 à 90 minutes toutes les 2 à 3 semaines.
- Remettre au patient une prescription en cas de diarrhée : lopéramide (*Imodium*) toutes les 2 heures, à poursuivre 12 heures après la dernière selle molle.
- Le patient doit être hospitalisé si :
  - une fièvre est associée à la diarrhée ;
  - il vomit et ne parvient pas à boire ;
  - la diarrhée dure plus de 48 heures.

Contre-indications

Insuffisance hépatique.

48 Topotécan (*Hycamtin*)

Il se fixe sur l'ADN et empêche sa réplication.

Indications

- Cancer de l'ovaire.
- Cancer du poumon à petites cellules en rechute.

Effets indésirables aigus spécifiques

Toxicité hématologique importante.

Modalités d'administration

Une injection IV de 30 minutes, 5 jours de suite et à renouveler toutes les 3 semaines ou injections hebdomadaires.

Contre-indications

Insuffisance rénale.

49 Anti-angiogéniques

Physiopathologie

Les médicaments anti-angiogéniques empêchent la formation de nouveaux vaisseaux au niveau de la tumeur. La tumeur ne peut alors grossir car elle ne dispose plus assez de nutriments et d'oxygène. Des régressions tumorales peuvent même être observées. La plupart de médicaments anti-angiogéniques disponibles ciblent un facteur de croissance des cellules vasculaires, le VEGF.

On distingue :

- le bévacizumab (*Avastin*) : anticorps monoclonal anti-VEGF, il s'administre par voie IV, le plus souvent en même temps que la chimiothérapie dont il augmente l'efficacité ;
- les inhibiteurs du récepteur du VEGF : ils s'administrent par voie orale en une à deux prises quotidiennes : le sunitinib (*Sutent*), le sorafénib (*Nexavar*), le pazopanib (*Votrient*), l'axitinib (*Inlyta*), la cabozantinib (*Cabometyx*), le lenvatinib (*Lenvima*)...

Indications

- Bévacizumab (en association avec la chimiothérapie) : cancers du côlon, du sein, du poumon, de l'ovaire et du col de l'utérus.
- Sorafénib, sunitinib, pazopanib, axitinib, cabozantinib : cancer du rein.
- Sorafénib : carcinome hépatocellulaire.
- Sunitinib : tumeurs endocrines digestives, tumeur stromale digestive.
- Pazopanib : sarcomes des tissus mous.
- Lenvatinib : carcinome hépatocellulaire, cancer de la thyroïde.

Effets indésirables spécifiques

- Communs à tous les anti-VEGF :
  - hypertension artérielle ;
  - protéinurie ;
  - risque d'hémorragie, surtout au niveau de la tumeur ;
  - thrombose artérielle (accident vasculaire cérébral, infarctus du myocarde), surtout si terrain prédisposé ;
  - retard de cicatrisation, risque de fistule ou de perforation intestinale surtout si tumeur en place.
- Spécifiques des inhibiteurs du récepteur du VEGF :
  - éruptions cutanées ;
  - syndrome main-pied ;
  - diarrhée ;
  - fatigue ;
  - coloration jaunâtre de la peau ;
  - blanchissement des cheveux.

Modalités pratiques

- Surveillance au moins hebdomadaire de la pression artérielle. L'hypertension doit être traitée avant de pouvoir reprendre le traitement.
- Contrôle de la protéinurie à la bandelette avant chaque injection (forme injectable), si le résultat est positif, réalisation d'une protéinurie des 24 heures.

Contre-indications

Elles sont généralement temporaires : HTA non contrôlée, radiothérapie concomitante, intervention chirurgicale récente (moins de 4 semaines), plaie non cicatrisée, saignement actif, antécédent thrombotique grave.

Un antécédent de thrombose artérielle est généralement une contre-indication définitive.

50 Inhibiteurs du récepteur de l'EGF

L'EGF (*Epidermal Growth Factor*) est un facteur de croissance qui stimule la croissance de nombreux cancers en agissant sur un récepteur spécifique situé à la surface des cellules cancéreuses.

Les médicaments inhibiteurs du récepteur de l'EGF bloquent la croissance tumorale :

- le cétuximab (*Erbitux*) et la panitumumab (*Vectibix*), anticorps monoclonaux, s'administrent par voie IV ;
- l'osimertinib (*Tagrisso*), l'erlotinib (*Tarceva*), le géfitinib (*Iressa*), l'afatinib (*Giotrif*), s'administrent par voie orale en une prise quotidienne.

Indications

Le cétuximab et le panitumumab, en association avec la chimiothérapie :

- cancer du côlon ;
- cancers ORL.

Les formes orales : adénocarcinome du poumon lorsqu'il existe une mutation du récepteur de l'EGF (détectée par analyse moléculaire de la tumeur réalisée sur la biopsie).

Effets indésirables spécifiques

» Aigus

- Acné.
- Diarrhée.
- Réactions allergiques.

» Chroniques

- Alopécie partielle.
- Pousse anormale des cils.
- Fissures au niveau des doigts.

Modalités pratiques

Traitement antiacnéique local (crème) et par voie orale (antibiotique) dès les premiers symptômes d'acné : permet généralement de contrôler cet effet secondaire très pénible pour les patients.

51 Les inhibiteurs du récepteur HER2

Anticorps anti-HER2 : trastuzumab (*Herceptine*) et pertuzumab (*Perjeta*)

» Mode d'action

Anticorps monoclonaux dirigés contre la protéine HER2, récepteur de facteur de croissance, présente en quantité anormalement élevée dans certains cancers du sein. Ces deux anticorps agissent sur des sites différents de la protéine et peuvent être associés.

» Indications

Cancer du sein surexprimant la protéine HER2 (cette surexpression est déterminée par l'examen immunohistochimique).

- Phase métastatique : association du trastuzumab et du pertuzumab au docétaxel.
- Traitement (néo-) adjuvant d'un cancer du sein localisé : trastuzumab associé à un taxane pour six cycles puis poursuivi seul pendant un an.

Cancer de l'estomac métastatique surexprimant HER2, en association avec la chimiothérapie.

» Effets indésirables

- Réaction allergique.
- Insuffisance cardiaque, surtout en cas d'association avec une anthracycline.
- Pertuzumab : acné, diarrhée.

» Modalités pratiques

- Perfusion intraveineuse en même temps que la chimiothérapie (docétaxel ou paclitaxel).
- Contrôle de la fonction cardiaque (fraction d'éjection isotopique ou échographie) avant le début du traitement puis tous les trois mois.

Inhibiteurs du récepteur HER2 : lapatinib (*Tyverb*), tucatinib (*Tukysa*)

» Indication

Cancer du sein métastatique HER2 positif, après échec du trastuzumab et du pertuzumab. Ils peuvent s'utiliser seuls ou être associés à d'autres médicaments antitumoraux.

» Effets indésirables

Diarrhée, acné.

Anticorps anti-HER2 couplés à une chimiothérapie : trastuzumab-emtansine ou TDM1 (*Kadcyla*), trastuzumab-deruxtecan (*Enhertu*)

Il s'agit du trastuzumab qui a été couplé à une chimiothérapie (emtansine ou deruxtecan) pour que celle-ci agisse spécifiquement dans les cellules de cancer du sein surexprimant HER2.

» Indication

Cancer du sein métastatique HER2 positif, en échec de traitements par trastuzumab. Il s'utilise seul.

» Effets indésirables

- Toxicité cardiaque.
- Toxicité hématologique.
- Pneumopathie (deruxtecan).
- Nausées-vomissements (deruxtecan).

52 Inhibiteurs de mTOR

Mode d'action

mTOR est une protéine intracellulaire qui transmet des messages de prolifération et de survie des cellules cancéreuses. Des inhibiteurs spécifiques ont ainsi un effet antitumoral et peuvent augmenter l'efficacité d'autres thérapeutiques anticancéreuses.

- L'évérolimus (*Afinitor*) : disponible par voie orale.
- Le temsirolimus (*Torisel*) : administration par perfusions hebdomadaires.

Indications

- Cancer du rein métastatique (évérolimus et temsirolimus).
- Tumeur endocrine digestive (évérolimus).
- Cancer du sein métastatique, en association avec l'hormonothérapie pour augmenter l'efficacité de celle-ci (évérolimus).

Effets indésirables

- Réaction cutanée.
- Aphtes, perte (agueusie) ou modifications (dysgueusie) du goût, anorexie.
- Fatigue.
- Perturbations métaboliques : déséquilibre d'un diabète préexistant, hyperlipidémie.
- Pneumopathie interstitielle imposant l'arrêt définitif du traitement.
- Réactivation d'une infection chronique telle qu'une hépatite B, une tuberculose (effet immunosuppresseur).

Contre-indications

- Infection non contrôlée, hépatite B chronique.
- Diabète déséquilibré (le temps d'adapter son traitement).

53 Inhibiteurs de points de contrôle immunitaire

Mode d'action

Le développement des cancers peut être favorisé par une absence de réaction du système immunitaire, on parle d'immunotolérance. L'immunothérapie vise à restaurer la réaction immunitaire pour entraîner une régression de tumeur. Elle repose sur l'utilisation d'anticorps monoclonaux seuls ou en association avec la chimiothérapie :

- anti-PD1 : nivolumab (*Optivo*), pembrolizumab (*Keytruda*), dostarlimab ;
- anti-PDL1 : atezolizumab (*Tecentriq*), durvalumab (*Imfinzi*), avelumab (*Bavencio*) ;
- anti-CTLA4 : ipilimumab (*Yervoy*).

Principales indications

- Cancer du rein métastatique.
- Mélanome.
- Cancer du poumon métastatique (en association avec la chimiothérapie).
- Cancer de vessie métastatique.
- Cancer du sein triple négatif.

Effets indésirables

Ils sont liés au déclenchement d'une maladie auto-immune.

- Prurit, érythème.
- Hypothyroïdie définitive.
- Réaction grave dans environ 15 % des cas : colite (diarrhée), pneumopathie, hépatite, myosite, myocardite, insuffisance surrénale...

Contre-indication

- Antécédent de maladie auto-immune.

54 Prise en charge de la douleur au cours du cancer

50 % des patients atteints d'un cancer vont présenter au moins une fois une douleur.

Physiopathologie

Deux grands types de douleurs très souvent associées au cours du cancer.

» Les douleurs par excès de nociception

Elles sont dues directement à la tumeur qui lèse les tissus et entraîne une stimulation des nerfs véhiculant le signal douloureux. Les plus fréquentes.

Exemple : métastase vertébrale fragilisant l'os et entraînant des douleurs du dos.

» Les douleurs neurogènes

Elles sont liées à une lésion ou une compression d'un nerf par la tumeur.

Les douleurs vont être présentes dans le territoire innervé par le nerf et non pas là où se trouve la tumeur.

Exemple : tumeur de l'utérus entraînant une compression du nerf sciatique. Les douleurs sont présentes dans le membre inférieur jusqu'au pied.

Évaluation de la douleur

» Objectifs

Préciser la cause et le mécanisme de la douleur, ce qui va permettre d'établir un traitement efficace.

Évaluer l'intensité et le retentissement fonctionnel de la douleur : avant traitement, puis sous traitement.

» Analyse qualitative

- *Chronologie* : ancienneté et évolution. Une douleur récente, quotidienne et augmentant d'intensité de jour en jour est très évocatrice d'une origine tumorale.
- *Facteurs déclenchants* (station debout, effort de toux...) ou au contraire position antalgique (penché en avant, évoquant une tumeur du pancréas ou du rétropéritoine).
- *Analogie de ressemblance* : brûlure, picotement, courant électrique, écrasement...
- *Reconnaître une douleur neurogène* : fondamental car son traitement diffère d'une douleur par excès de nociception. Elle est caractérisée par :
  - des douleurs à type de brûlures, sensation de froid douloureux, décharges électriques ;
  - la présence dans la même région que la douleur de fourmillements, picotements, engourdissements, démangeaisons ;
  - un déficit de la sensibilité dans le territoire douloureux ;
  - un déclenchement de la douleur par le simple frottement de la peau.

» Analyse quantitative

L'échelle visuelle analogique (EVA)

Elle permet au patient de grader sa douleur de 1 à 10. Son principal intérêt est de permettre de suivre l'efficacité du traitement.

Retentissement fonctionnel de la douleur

- *Sur les fonctions vitales* : sommeil, alimentation, défécation, parole.
- *Sur l'activité physique* : marche, station debout, activité professionnelle.
- *Sur l'activité intellectuelle* : difficultés de concentration.
- *Sur les relations sociales* : irritabilité, nervosité, prostration.

Traitement

» Les différents niveaux d'antalgiques

L'OMS a défini trois niveaux d'antalgiques d'efficacité croissante :

- *niveau 1* : analgésiques non morphiniques (paracétamol, anti-inflammatoire non stéroïdien [AINS], noramidopyrine) ;
- *niveau 2* : dérivés opioïdes mineurs ayant une efficacité inférieure à celle de la morphine (codéine et tramadol). Souvent associés au paracétamol ;
- *niveau 3* : agonistes morphiniques forts (la morphine et ses dérivés).

» Les médicaments actifs sur les douleurs neurogènes

Les antalgiques usuels sont peu efficaces sur ce type de douleurs, on peut utiliser :

- les *antiépileptiques* : carbamazépine (*Tégrétol*), clonazépam (*Rivotril*), gabapentine (*Neurontin*) ; prégabaline (*Lyrica*) ;
- les *antidépresseurs* : amitriptyline (*Laroxyl*).

» Les médicaments coanalgésiques

Ils sont associés à un antalgique tel que ceux décrits plus haut :

- les *corticoïdes* ont une action anti-inflammatoire et anti-œdémateuse ;
- les *bisphosphonates* diminuent les douleurs liées aux métastases osseuses. L'acide zolédronique (*Zometa*), administré par voie intraveineuse toutes les 3 à 4 semaines, est le plus utilisé. Le denosumab (*Xgeva*) a une action analogue ;
- les *anxiolytiques* ont une action sur la composante émotionnelle.

» Techniques non médicamenteuses

- *Chirurgie* : consolidation d'une fracture pathologique.

- *Radiothérapie externe* : effet antalgique grâce à son action à la fois antitumorale et anti-inflammatoire.
- *Cimentoplastie* : injection de ciment dans une vertèbre pour la consolider et soulager les douleurs.

» Stratégie thérapeutique devant une douleur chronique d'origine tumorale

Évaluation quotidienne de l'intensité de la douleur

Afin d'adapter le traitement antalgique.

Premier traitement antalgique

Classiquement, on débute par un antalgique de niveau I. Mais si la douleur est intense il est préférable de recourir d'emblée au niveau II, voire au niveau III.

La prescription d'antalgique

Elle doit associer :

- un traitement à heure fixe pour prévenir la douleur ;
- un traitement à la demande pour traiter les accès douloureux qui pourraient persister malgré le traitement à heure fixe.

Modifications du traitement en cas d'inefficacité

- Augmenter progressivement les posologies. Mais pour certains médicaments, la posologie ne peut être augmentée indéfiniment. Exemple pour le paracétamol, la posologie maximale est de 3 g/jour.
- Passer à un antalgique de niveau supérieur.
- Associer plusieurs antalgiques entre eux. En règle générale, il ne faut pas associer deux antalgiques de même classe (exemple : *Topalgic* et *Efferalgan codéiné*), mais les AINS et le paracétamol peuvent être associés.
- Associer un coanalgésique.

55 Analgésiques morphiniques

Mode d'action

La morphine agit en se fixant sur les récepteurs opioïdes situés au niveau de la moelle épinière et du système nerveux central.

Ces récepteurs sont également présents au niveau des tractus intestinal et pulmonaire, ce qui explique les effets indésirables observés avec tous les morphiniques.

Principaux analgésiques morphiniques utilisés en cancérologie

- Chlorhydrate de morphine : ampoules injectables en sous-cutané ou intraveineux.
- Sulfate de morphine (voie orale) :
  - forme retard (2 prises par jour) : *Skenan* ;
  - forme à action immédiate : *Actiskenan*.
- Oxycodone :
  - forme retard (2 prises par jour) : *Oxycontin* ;
  - forme à action immédiate : *Oxynormoro* (voie orale) ou *OxyNorm* (voie injectable).
- Fentanyl :
  - dispositif transdermique (*Durogesic*). Délai d'action : 12 heures, durée d'action : 72 heures ;
  - forme à libération immédiate : comprimé sublingual (*Effentora*, *Abstral*...), spray nasal (*Instanyl*, *PecFent*).

Modalités pratiques de prescription de la morphine

Voir fiche *Opioïdes*.

56 Prévention des nausées et vomissements chimio-induits

Les médicaments anti-émétiques

» Les sétrons (ondansétron : *Zophren* ; granisétron : *Kytril*)

- Médicaments de référence pour la prévention des nausées-vomissements aigus. Ils n'ont pas d'effet sur les nausées-vomissements retardés et ne doivent donc pas être prescrits au-delà du dernier jour de la chimiothérapie.
- Administrables par voie IV ou orale : efficacité identique. Une prise, 30 minutes (voie IV) ou 1 heure (voie orale) avant la chimiothérapie, à renouveler 12 heures après.
- Effets indésirables : céphalées (surtout si patient sujet aux migraines) et constipation.

» Les corticoïdes

- Augmentent l'efficacité des sétrons à la phase aiguë et préviennent les nausées-vomissements retardés. Débutés en même temps que le sétron, ils sont poursuivis 3 à 5 jours.
- Effets indésirables : rougeur du visage, nervosité, exacerbation d'un diabète, d'une hypertension artérielle, prise de poids.

» Aprépitant (*Emend*)

Prévient les nausées-vomissements aigus et surtout retardés. Débuté avant la chimiothérapie en même temps que le sétron, il est ensuite poursuivi jusqu'au 2e jour qui suit la fin de la chimiothérapie.

» Les neuroleptiques : métoclopramide (*Primpéran*)

- Préviennent les vomissements aigus et retardés mais avec une efficacité moindre que les autres médicaments.
- Utilisés pour les chimiothérapies très peu émétisantes et en curatif, en cas d'échec du traitement préventif.
- Effets indésirables : dyskinésie aiguë en cas d'utilisation de fortes doses, somnolence, constipation.

» Les benzodiazépines (*Valium*, *Xanax*...)

- Agissent sur l'anxiété qui majore l'intensité des nausées-vomissements.
- Utilisées surtout pour les nausées-vomissements anticipés.

Indications

» Chimiothérapie faiblement émétisante

Primpéran ± corticoïde avant la chimiothérapie.

» Chimiothérapie moyennement émétisante

Sétron + corticoïde avant la chimiothérapie.
Puis *Primpéran* pendant trois jours.

» Chimiothérapie hautement émétisante

Sétron + corticoïde + aprépitant avant la chimiothérapie.
Corticoïde + aprépitant après la chimiothérapie.

» Traitement curatif

Le patient doit disposer d'une ordonnance de médicament antiémétique à prendre en cas de nausées-vomissements malgré le traitement préventif. On utilise généralement le *Primpéran* ou un analogue administrable par voie orale mais également en suppositoire (vomissements incoercibles à domicile).

» Prise en charge des nausées-vomissements anticipés

Prise d'un anxiolytique pendant les 48 heures qui précèdent la chimiothérapie. Des thérapies comportementales ou l'acupuncture peuvent être également bénéfiques.

» Indications à une hospitalisation pour réhydratation IV

- Vomissements incoercibles rendant impossible la prise de boisson.
- Vomissements chez un patient diabétique, en cas de traitement par cisplatine (la déshydratation majore sa toxicité rénale), en cas de fièvre ou de diarrhée associée.
- En cas de signe de mauvaise tolérance : tachycardie, hypotension.

57 Soins palliatifs : mise en œuvre et aspects éthiques

Définitions

» Les soins palliatifs

Ce sont des soins actifs, continus, coordonnés et pratiqués par une équipe pluriprofessionnelle. Dans une *approche globale* du patient, ils ont pour objectifs de :

- prévenir et soulager les symptômes physiques, en particulier la douleur ;
- anticiper les risques de complications ;
- prendre en compte les besoins psychologiques, sociaux et spirituels (notion de souffrance globale).

La démarche de soins palliatifs vise à éviter les investigations inutiles et les traitements déraisonnables (acharnement) tout en refusant de provoquer intentionnellement la mort (euthanasie).

» Le concept de soins continus

Les soins palliatifs ne doivent pas être réservés aux patients en fin de vie, mais mis en œuvre dès le début de la maladie, parallèlement au traitement antitumoral.

» Objectifs de soins

Ils peuvent avoir trois types d'objectif en fonction du type de tumeur, de son extension, du terrain. Ses objectifs peuvent parfois être modifiés au cours du temps en fonction de l'évolution du cancer :

- *la guérison (objectif curatif)* : le confort est un objectif mais la priorité est donnée à la guérison. Une certaine toxicité des traitements est donc acceptable. La plupart des cancers métastatiques de l'adulte n'ont pas un objectif curatif ;

- *la maladie chronique* : la guérison n'est pas possible (maladie incurable) mais les traitements peuvent prolonger la vie de façon importante tout en maîtrisant les symptômes. Afin de ne pas altérer la qualité de vie, les traitements doivent être peu toxiques ;
- *le confort* : les traitements anticancéreux n'auront qu'un effet marginal sur l'espérance de vie. Leur indication doit être décidée au cas par cas en fonction du bénéfice attendu sur les symptômes. Les soins sont centrés sur le confort.

» L'accompagnement

Il concerne à la fois la personne en fin vie et *son entourage*. Il consiste à apporter attention, écoute, réconfort, en prenant en compte les composantes de la souffrance globale.

Il concerne tous les professionnels et peut également être mené en lien avec des associations de bénévoles.

L'accompagnement de l'entourage peut se poursuivre après le décès, afin d'aider le travail de deuil.

Mise en œuvre

» Contrôler les symptômes physiques

Contrôler la douleur surtout, mais aussi la dyspnée, l'asthénie, l'anorexie, la constipation, etc. :

- rechercher leur étiologie même en phase avancée, mais en n'utilisant que les examens complémentaires susceptibles de modifier la thérapeutique ;
- apprécier leur intensité et leur retentissement ;
- la prise en charge thérapeutique est surtout symptomatique : traitement antalgique, laxatif, oxygénothérapie ;
- des traitements simples peuvent être utiles : évacuation d'un épanchement pleural, radiothérapie sur une zone douloureuse.

» Soulager la souffrance psychologique

Les troubles psychologiques réactionnels traduisant des mécanismes de défense sont fréquents :

- le déni : le patient refuse de reconnaître la gravité de sa situation ;
- la révolte : agressivité à l'égard des soignants et de l'entourage que le patient rend responsables de son état.

Il est nécessaire d'assurer un soutien psychologique personnalisé tout en respectant ces mécanismes de défense.

Un traitement psychotrope est nécessaire en cas d'anxiété majeure ou de dépression.

» Moyens humains

La prise en charge globale du patient nécessite des équipes multidisciplinaires :

- médicales : associant cancérologue, médecin généraliste et spécialiste de la douleur et des soins palliatifs ;
- paramédicales :
  - IDE, aide-soignant,
  - psychologue,
  - diététicien, kinésithérapeute, assistante sociale.

Lieux de prise en charge

» À domicile

La prise en charge palliative à domicile est favorisée par :

- le travail en équipe : médecins et paramédicaux, mais également pharmaciens et professionnels du maintien à domicile : auxiliaire de vie, garde-malade ;
- la collaboration d'un service de soins infirmiers à domicile ou une hospitalisation à domicile (HAD) ;

- des liens renforcés avec l'hôpital : rôle important des *équipes mobiles de soins palliatifs*. Elles peuvent conseiller et soutenir les équipes qui interviennent à domicile ;
- l'inclusion du patient dans un *réseau de soins palliatifs à domicile* ;
- des aides financières permettant la fourniture d'équipements, la présence d'une garde-malade, non pris en charge par la Sécurité sociale.

Elle nécessite cependant que les symptômes soient contrôlés et que le patient et son entourage soient au clair avec l'objectif des soins.

» À l'hôpital

L'hospitalisation peut être rendue nécessaire par :

- des symptômes non contrôlables au domicile : dyspnée, occlusion... ;
- une grande dépendance ;
- un entourage absent ou épuisé ;
- des difficultés matérielles.

Dans ce cas, il est souhaitable que le patient puisse être hospitalisé, sans passer par les urgences, directement dans le service qui le suit habituellement ou dans une unité de soins palliatifs.

Aspects éthiques et légaux

» L'euthanasie active

C'est l'action volontaire et directe de mettre fin à la vie d'un patient dans le but d'abréger ses souffrances. Pour la loi, c'est un homicide volontaire.

Parmi les patients atteints d'un cancer avancé et pris en charge globalement, la demande d'euthanasie active est très rare.

» La sédation terminale

Cependant, la sédation d'un patient en fin de vie est parfois la seule solution devant une dyspnée particulièrement angoissante, même si elle doit indirectement accélérer le décès que l'on sait imminent. On parle de double effet. Il ne s'agit pas d'un acte d'euthanasie dans la mesure où son but n'est pas de donner la mort.

Le consentement du patient ou de la personne de confiance doit être recueilli au préalable.

» L'acharnement thérapeutique

Il consiste à entreprendre un traitement dont on sait qu'il a une chance infime ou nulle d'apporter un bénéfice significatif au patient. Il est proscrit par la loi.

» Le renoncement thérapeutique

Improprement appelée « euthanasie passive », il consiste au contraire à renoncer à un traitement ou à des explorations si on pense que les inconvénients prévisibles l'emporteront sur le bénéfice attendu.

» Loi du 9 juin 1999

« Toute personne malade dont l'état le requiert a le droit d'accéder aux soins palliatifs et à un accompagnement. »

» Loi relative aux droits du malade et à la fin de vie du 22 avril 2005

- Le médecin doit respecter la volonté de la personne après l'avoir informée des conséquences de ses choix concernant sa santé.
- Toute personne majeure peut exprimer dans des directives anticipées ses souhaits quant à sa fin de vie et aux conditions de limitation ou d'arrêt de traitement, pour le jour où elle sera hors d'état d'exprimer sa volonté.

Mes notes de stage

Elsevier Masson SAS
65, rue Camille-Desmoulins,
92442 Issy-les-Moulineaux Cedex
Dépôt Légal : Août 2022

Composition : STRAIVE

Imprimé en Pologne par Dimograf